Inhaltsverzeichnis

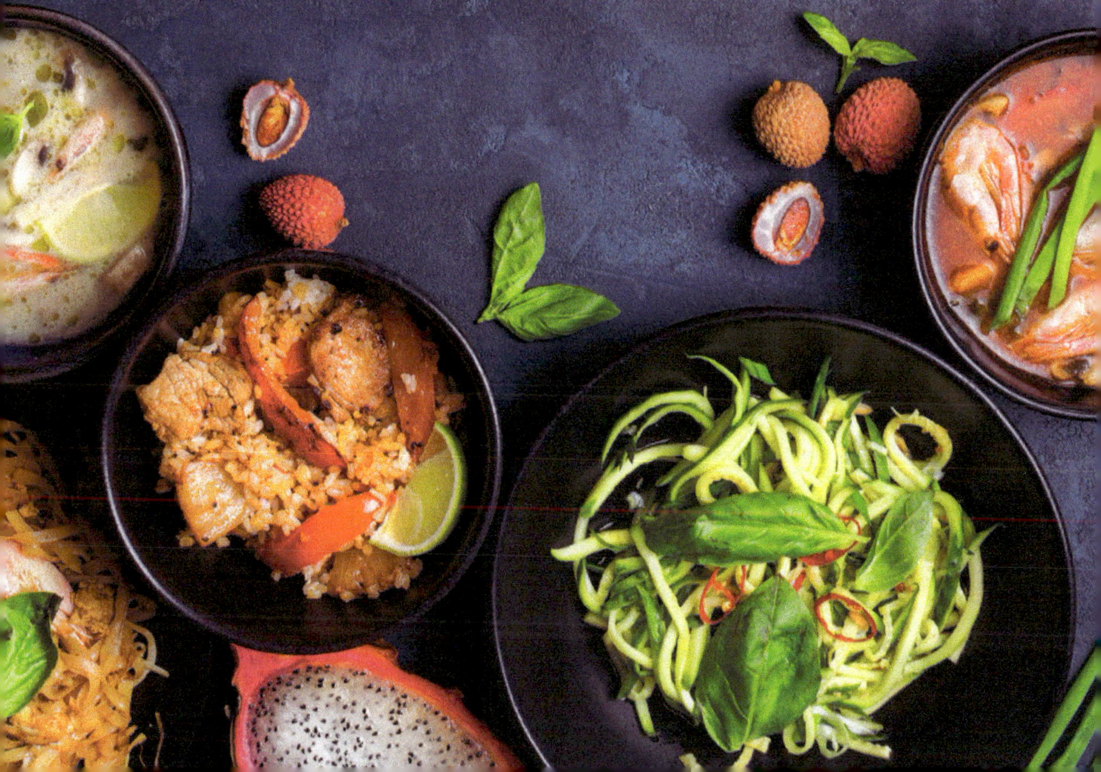

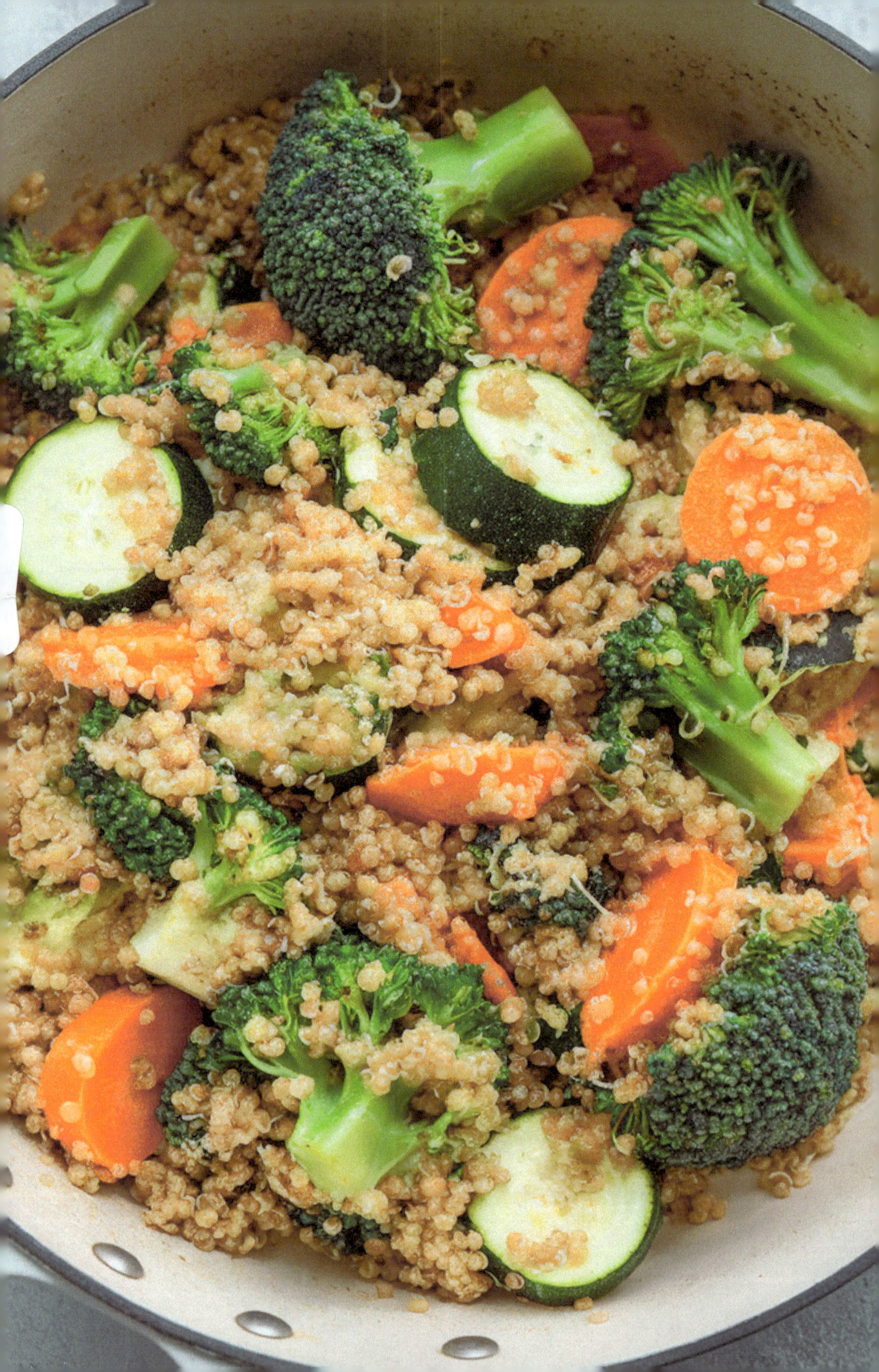

Vorwort

Liebe Leserin, lieber Leser,

mit diesem Kochbuch möchte ich Ihnen zeigen, dass eine cortisolfreundliche Ernährung nicht kompliziert sein muss und keineswegs Verzicht bedeutet. Aus eigener Erfahrung weiß ich, wie sehr Stress den Alltag beeinflussen kann und wie schwer es manchmal ist, gesunde, ausgewogene Mahlzeiten in den Tagesablauf zu integrieren. Genau deshalb habe ich jedes Rezept bewusst so gestaltet, dass es Körper und Geist unterstützt und gleichzeitig Genuss schenkt.

Die sieben Kapitel dieses Buches begleiten Sie durch den Tag – vom sanften Frühstück über beruhigende Bowls und wohltuende Suppen bis hin zu energiereichen Hauptgerichten, magnesiumreichen Beilagen, vegetarischen Wohlfühlgerichten und schnellen Snacks. Jedes Rezept soll Ihnen helfen, Stress abzubauen, das Wohlbefinden zu steigern und mehr Gelassenheit in den Alltag zu bringen.

Herzlichst, Heinz Möller

Lebensmittel, die Cortisol senken

Bestimmte Lebensmittel wirken sich positiv auf unser Stresslevel aus, indem sie den Cortisolspiegel im Körper senken oder stabilisieren. Dazu zählen magnesiumreiche Lebensmittel wie grünes Blattgemüse (z. B. Spinat, Mangold), Nüsse und Samen (Mandeln, Kürbiskerne, Leinsamen) sowie Hülsenfrüchte.

Omega-3-Fettsäuren, die in fettreichem Fisch (z. B. Lachs, Makrele), Leinsamen und Walnüssen vorkommen, unterstützen die Stressregulation zusätzlich. Auch Lebensmittel mit komplexen Kohlenhydraten wie Haferflocken, Vollkornreis und Hirse wirken beruhigend auf den Stoffwechsel. Vitamin-C-reiches Obst wie Beeren, Zitrusfrüchte und Paprika kann den Cortisolabbau fördern.

Lebensmittel, die Cortisol ansteigen lassen

Stark verarbeitete Lebensmittel mit hohem Zucker- oder Weißmehlanteil führen oft zu schnellen Blutzuckerschwankungen, die den Cortisolspiegel steigen lassen. Auch übermäßiger Koffeinkonsum, wie durch Kaffee oder Energy-Drinks, kann die Ausschüttung von Stresshormonen erhöhen. Alkohol, stark gesalzene Fertiggerichte sowie frittierte und sehr fettreiche Speisen können ebenfalls die Stressbelastung des Körpers verstärken.

Eine Ernährung, die auf frischen, unverarbeiteten und nährstoffreichen Lebensmitteln basiert, unterstützt somit das Ziel, Stress zu reduzieren und den Körper ins Gleichgewicht zu bringen.

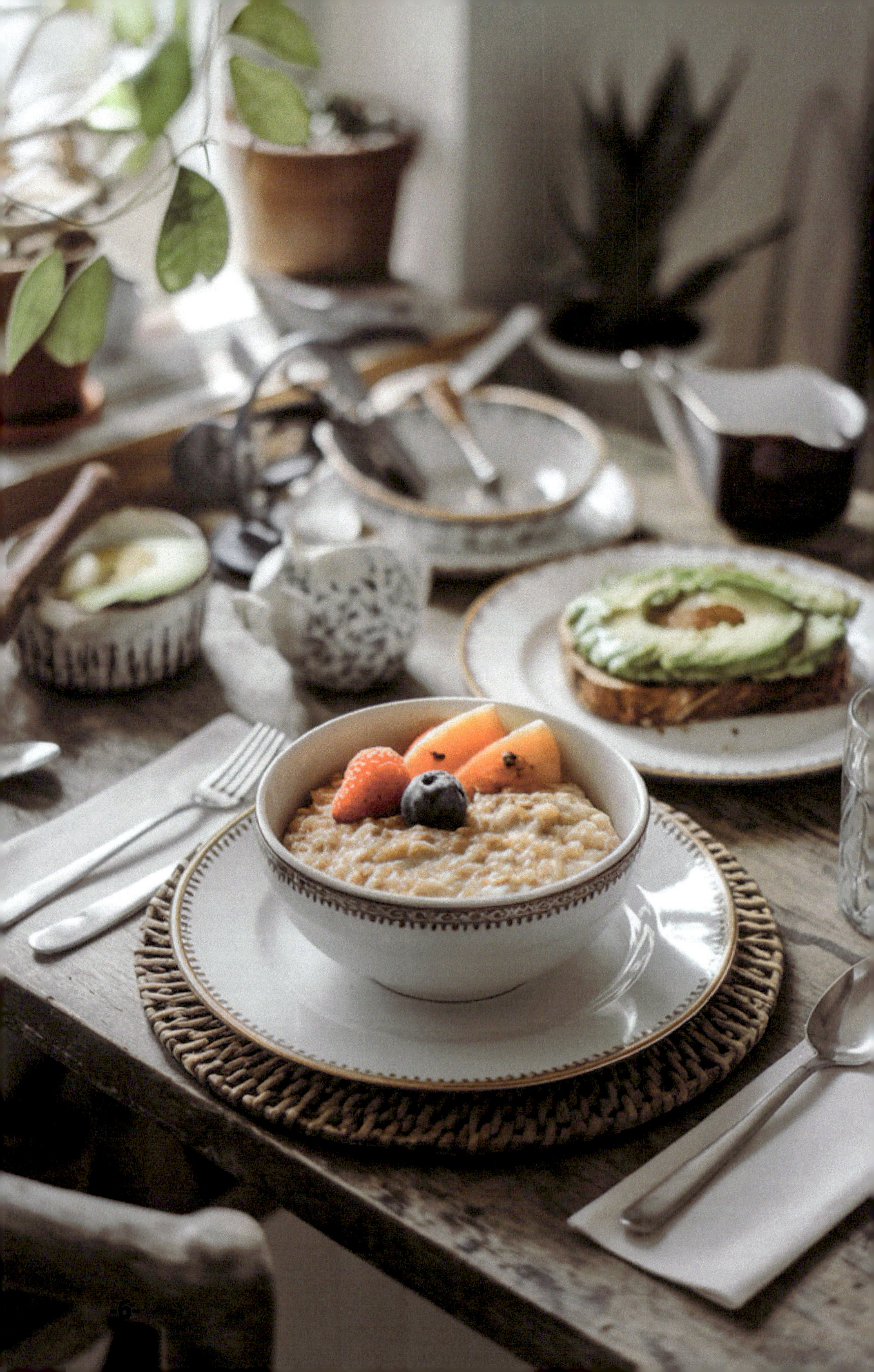

Frühstück

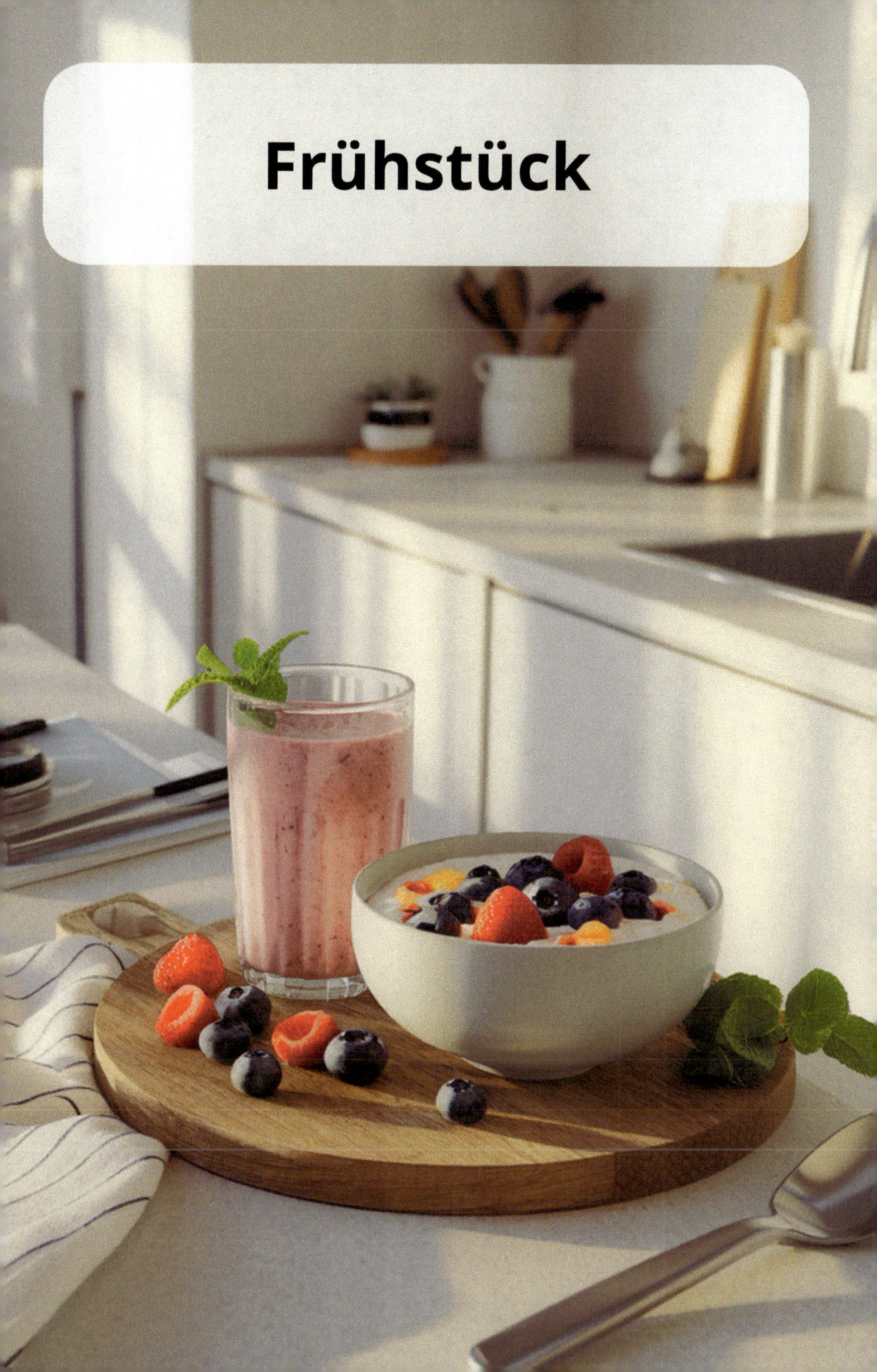

HAFER-PORRIDGE MIT BANANE & WALNÜSSEN

15 Minuten

2 Portionen

Zutaten

- 100 g Haferflocken
- 300 ml Haferdrink
- 1 Banane
- 30 g Walnüsse
- 1 TL Zimt
- 1 TL Honig

So geht's

1. Die Haferflocken mit dem Haferdrink in einen kleinen Topf geben und unter Rühren langsam zum Kochen bringen.
2. Die Hitze reduzieren und die Mischung etwa fünf Minuten köcheln lassen, bis ein cremiger Brei entsteht.
3. Währenddessen die Banane schälen und in dünne Scheiben schneiden.
4. Die Walnüsse grob hacken und beiseitestellen.
5. Den Zimt in den Haferbrei einrühren und nach Belieben mit Honig süßen.
6. Den Brei in zwei Schüsseln füllen und mit den Bananenscheiben sowie den gehackten Walnüssen garnieren.
7. Sofort warm servieren und genießen.

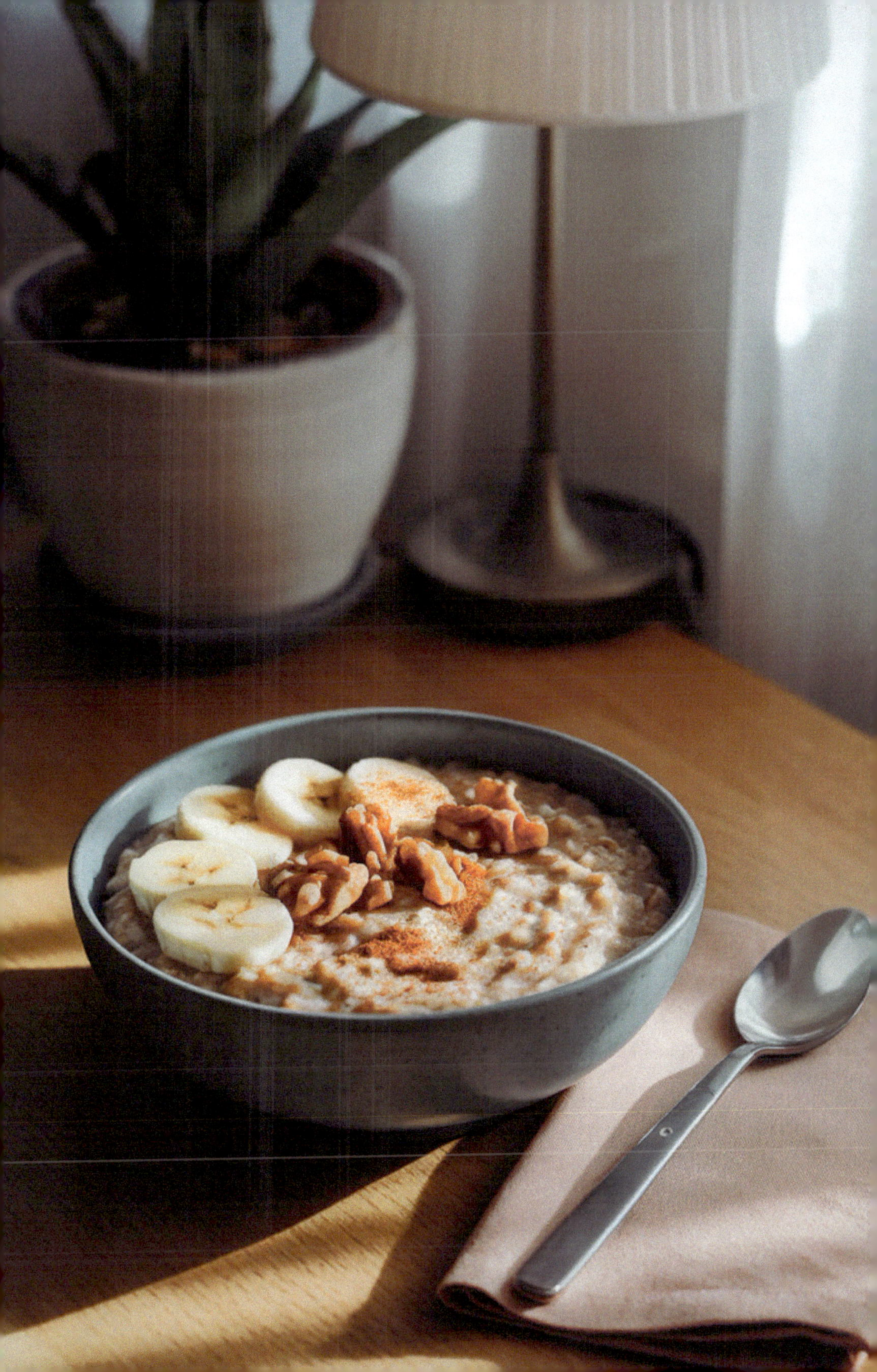

AVOCADO-VOLLKORNBROT MIT KRESSE & SESAM

10 Minuten

2 Portionen

Zutaten

- 2 Scheiben Vollkornbrot
- 1 reife Avocado
- 1 Handvoll Kresse
- 1 TL Sesam
- 1 TL Zitronensaft
- Salz & Pfeffer

So geht's

1. Die Avocado halbieren, den Kern entfernen und das Fruchtfleisch mit einem Löffel herauslösen.
2. Das Avocadofleisch in einer kleinen Schüssel mit einer Gabel zerdrücken und mit Zitronensaft, Salz und Pfeffer abschmecken.
3. Die Vollkornbrotscheiben leicht toasten, damit sie knusprig werden.
4. Die Avocadocreme gleichmäßig auf beide Scheiben streichen.
5. Die Kresse gründlich abspülen, abtropfen lassen und auf die bestrichenen Brotscheiben verteilen.
6. Sesam gleichmäßig über die belegten Brote streuen und leicht andrücken.
7. Die Brote diagonal halbieren und direkt servieren.

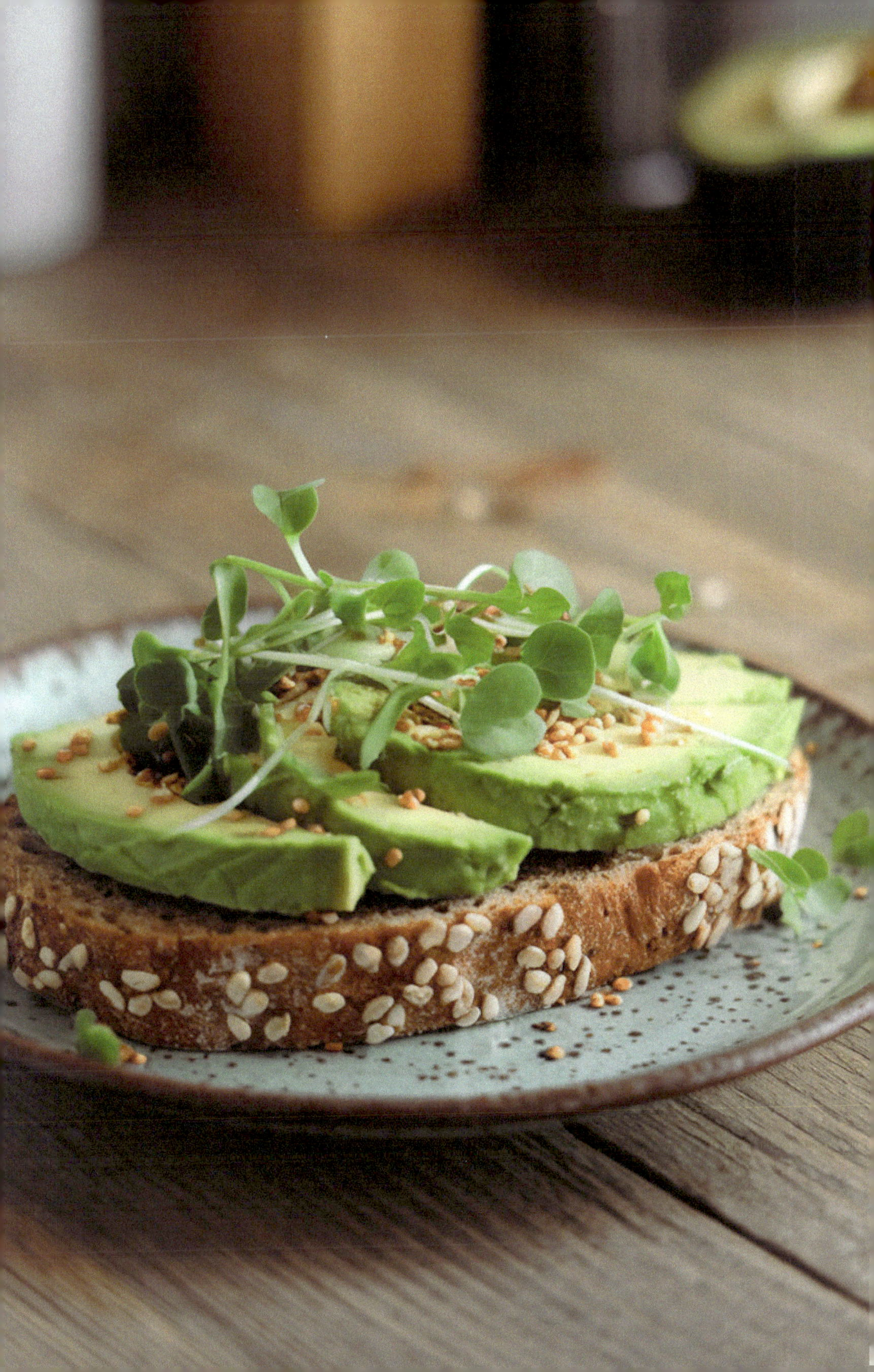

BEEREN-QUARK MIT LEINÖL & LEINSAMEN

5 Minuten

2 Portionen

Zutaten

- 250 g Magerquark
- 100 g gemischte Beeren
- 1 EL Leinöl
- 1 EL Leinsamen
- 1 TL Honig

So geht's

1. Den Magerquark in eine Schüssel geben und mit dem Honig verrühren, bis eine cremige Konsistenz entsteht.
2. Die gemischten Beeren gründlich waschen und gut abtropfen lassen.
3. Die Beeren gleichmäßig unter den Quark heben oder als Topping darauf verteilen.
4. Das Leinöl über den Quark träufeln und leicht einrühren, damit es sich gut verteilt.
5. Die Leinsamen gleichmäßig über das fertige Gericht streuen und sofort servieren.

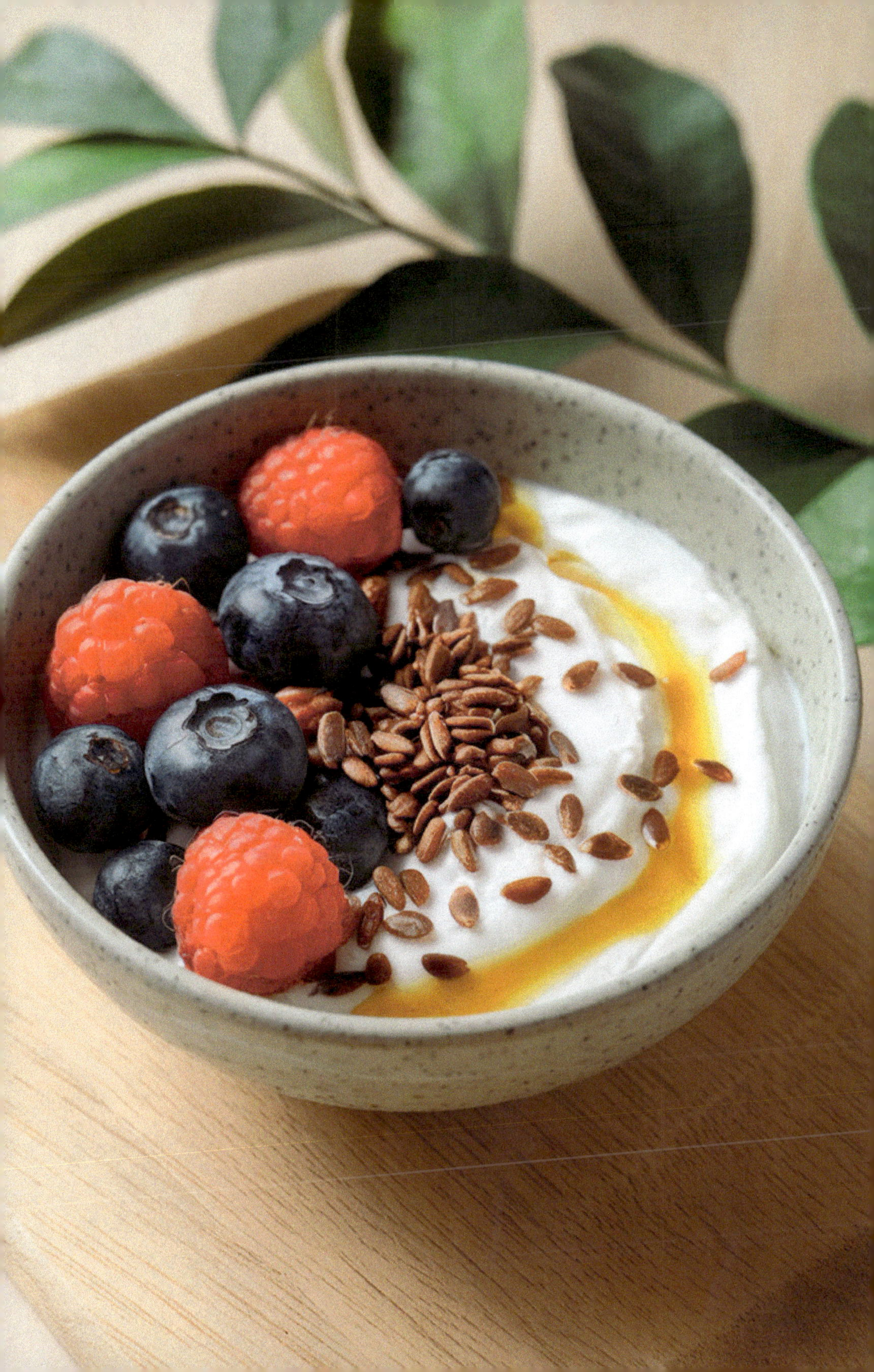

SPINAT-OMELETTE MIT KRÄUTERN & FETA

15 Minuten

2 Portionen

Zutaten

- 3 Eier
- 50 g frischer Spinat
- 40 g Feta-Käse
- 1 TL Olivenöl
- Frische Kräuter
- Salz & Pfeffer

So geht's

1. Die Eier in eine Schüssel aufschlagen und mit Salz und Pfeffer verquirlen.
2. Den frischen Spinat waschen, gut abtropfen lassen und grob hacken.
3. Den Feta-Käse in kleine Würfel schneiden und die frischen Kräuter fein hacken.
4. Das Olivenöl in einer beschichteten Pfanne bei mittlerer Hitze erhitzen.
5. Den Spinat in die Pfanne geben und kurz zusammenfallen lassen, dabei regelmäßig umrühren.
6. Die verquirlten Eier über den Spinat gießen und gleichmäßig verteilen.
7. Feta-Würfel und Kräuter gleichmäßig auf dem Omelette verteilen.
8. Das Omelette bei niedriger Hitze stocken lassen, bis die Eier durchgegart sind, aber noch saftig wirken.
9. Das fertige Omelette vorsichtig in zwei Hälften teilen und direkt servieren.

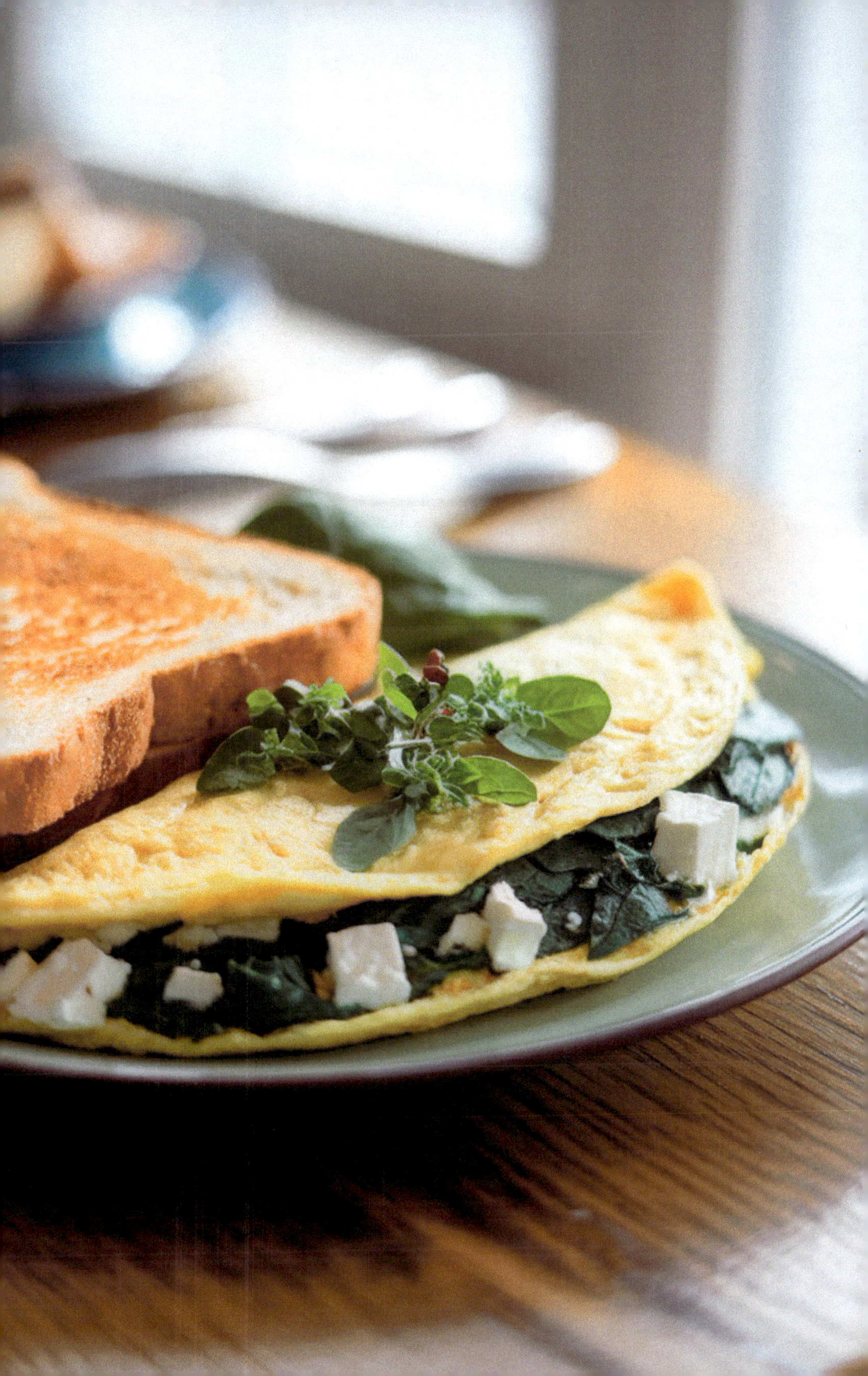

BUCHWEIZEN-PANCAKES MIT MANDELMUS & HEIDELBEEREN

20 Minuten

2 Portionen

Zutaten

- 100 g Buchweizenmehl
- 150 ml Haferdrink
- 1 Ei
- 1 EL Mandelmus
- 50 g Heidelbeeren
- 1 TL Backpulver

So geht's

1. Das Buchweizenmehl mit dem Backpulver in einer Schüssel vermischen.
2. Das Ei und den Haferdrink hinzufügen und mit einem Schneebesen zu einem glatten Teig verrühren.
3. Eine beschichtete Pfanne auf mittlerer Hitze erhitzen und etwas Teig hineingeben, sodass kleine Pancakes entstehen.
4. Die Pancakes von jeder Seite etwa zwei bis drei Minuten backen, bis sie leicht gebräunt sind.
5. Die fertigen Pancakes auf Tellern stapeln und mit dem Mandelmus beträufeln.
6. Die Heidelbeeren darüber verteilen und sofort servieren.

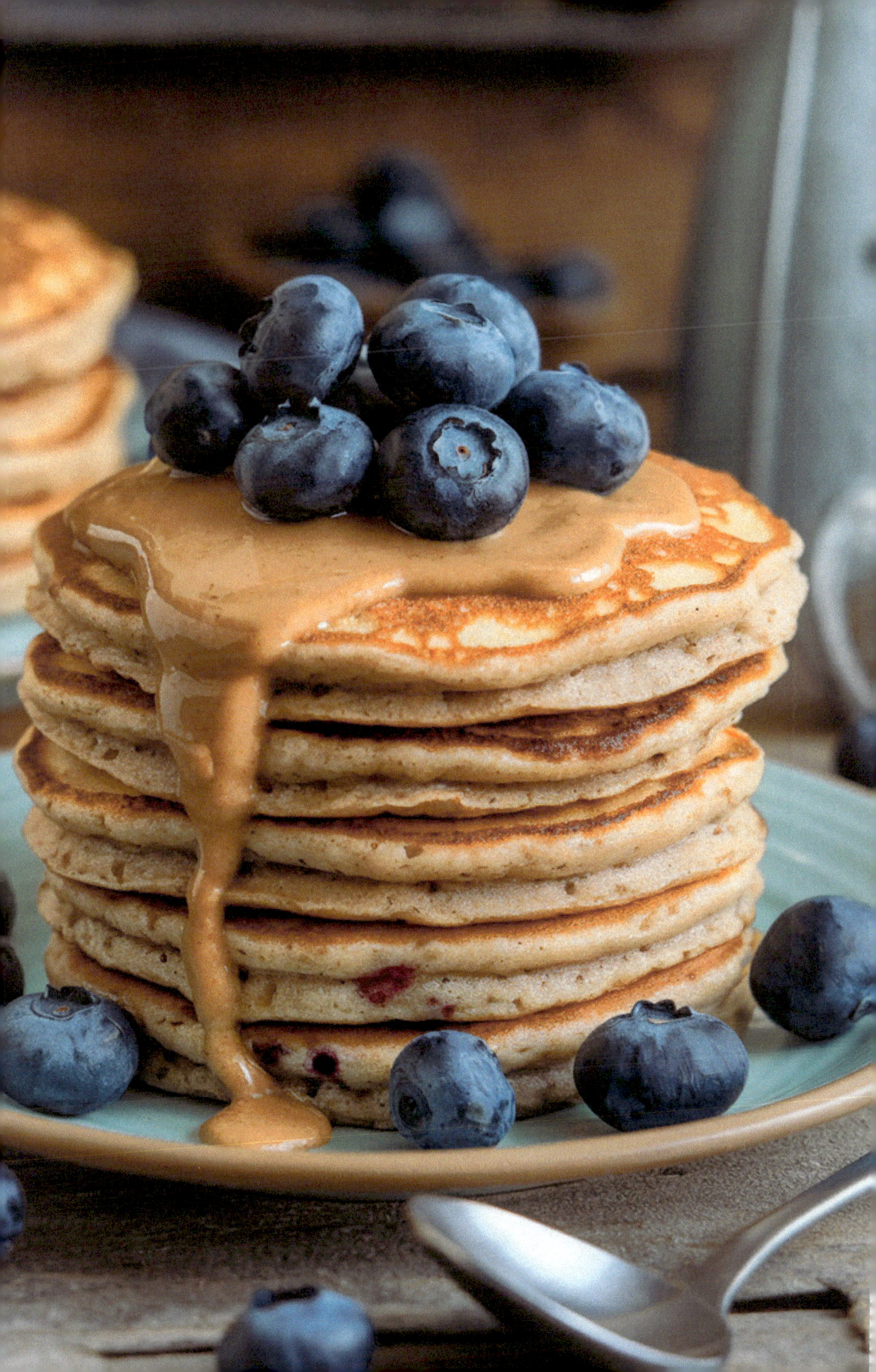

CHIA-PUDDING MIT MANGO & KOKOSFLOCKEN

120 Minuten

2 Portionen

Zutaten

- 40 g Chiasamen
- 200 ml Kokosmilch
- 1 Mango
- 1 EL Kokosflocken
- 1 TL Honig

So geht's

1. Chiasamen mit Kokosmilch in eine Schüssel geben und gut verrühren, bis sich keine Klümpchen mehr bilden.
2. Die Mischung abgedeckt für mindestens 2 Stunden oder über Nacht in den Kühlschrank stellen, damit die Chiasamen quellen und eine puddingartige Konsistenz erhalten.
3. In der Zwischenzeit die Mango schälen, das Fruchtfleisch vom Kern schneiden und in kleine Würfel schneiden.
4. Nach der Kühlzeit den Chia-Pudding aus dem Kühlschrank nehmen und noch einmal gut umrühren.
5. Den Pudding auf zwei Schüsseln verteilen, mit den Mangowürfeln belegen und Kokosflocken darüber streuen.
6. Mit Honig leicht beträufeln und sofort servieren.

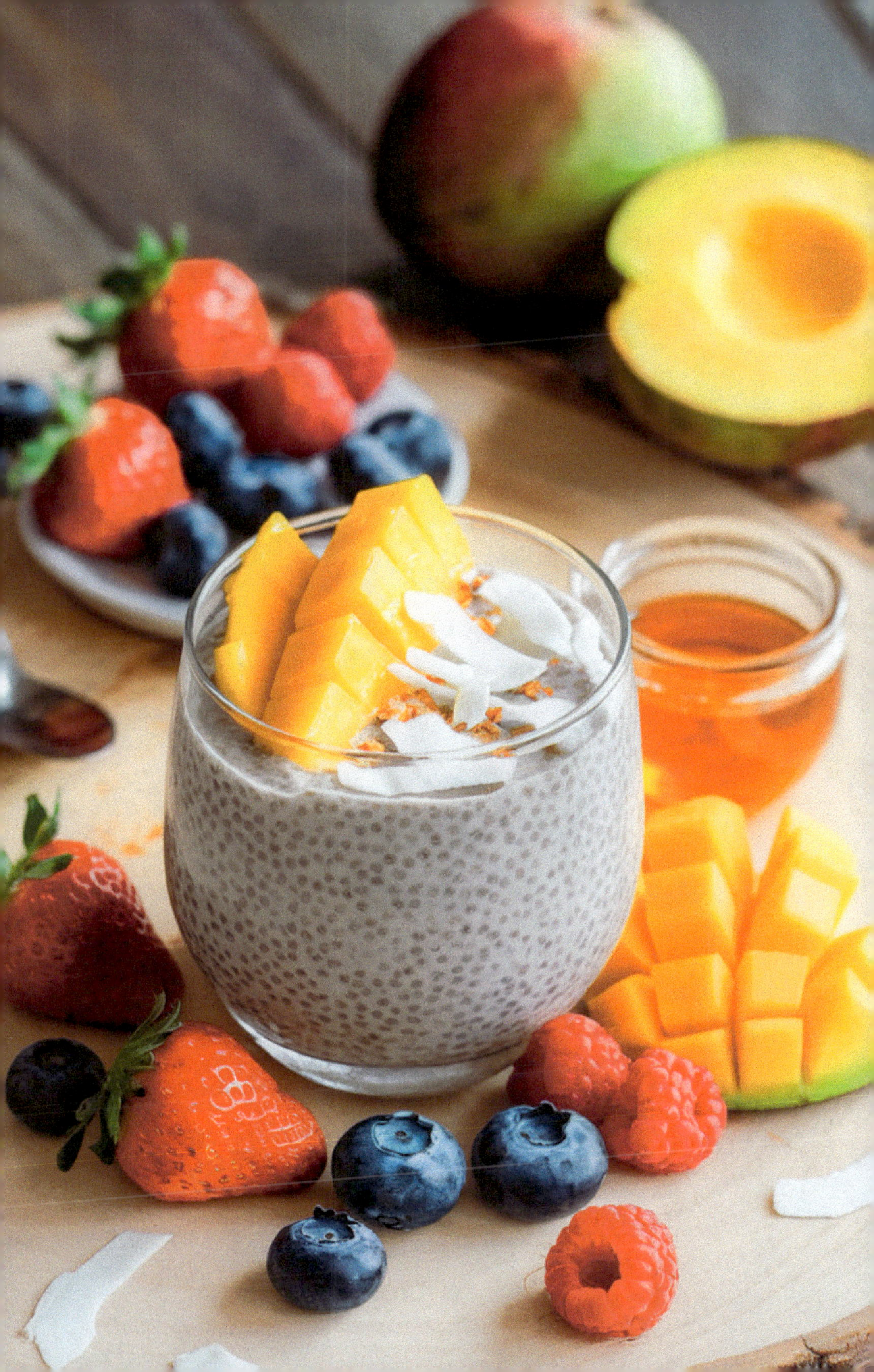

WARMER HIRSEBREI MIT ZIMT & BIRNE

20 Minuten

2 Portionen

Zutaten

- 100 g Hirse
- 300 ml Haferdrink
- 1 Birne
- 1 TL Zimt
- 1 TL Honig
- 1 TL Mandelsplitter

So geht's

1. Die Hirse in einem Sieb gründlich unter fließendem Wasser abspülen, um Bitterstoffe zu entfernen.
2. Den Haferdrink in einem kleinen Topf aufkochen und die Hirse einrühren.
3. Die Temperatur reduzieren und die Hirse bei geringer Hitze etwa 15 Minuten köcheln lassen, dabei gelegentlich umrühren, bis sie weich ist und die Flüssigkeit fast vollständig aufgenommen hat.
4. In der Zwischenzeit die Birne waschen, vierteln, entkernen und in kleine Würfel schneiden.
5. Nach dem Garen die Birnenwürfel, Zimt und Honig unter die warme Hirse rühren und noch 2 Minuten ziehen lassen, damit sich die Aromen verbinden.
6. Den Hirsebrei in zwei Schüsseln füllen, mit Mandelsplittern bestreuen und sofort servieren.

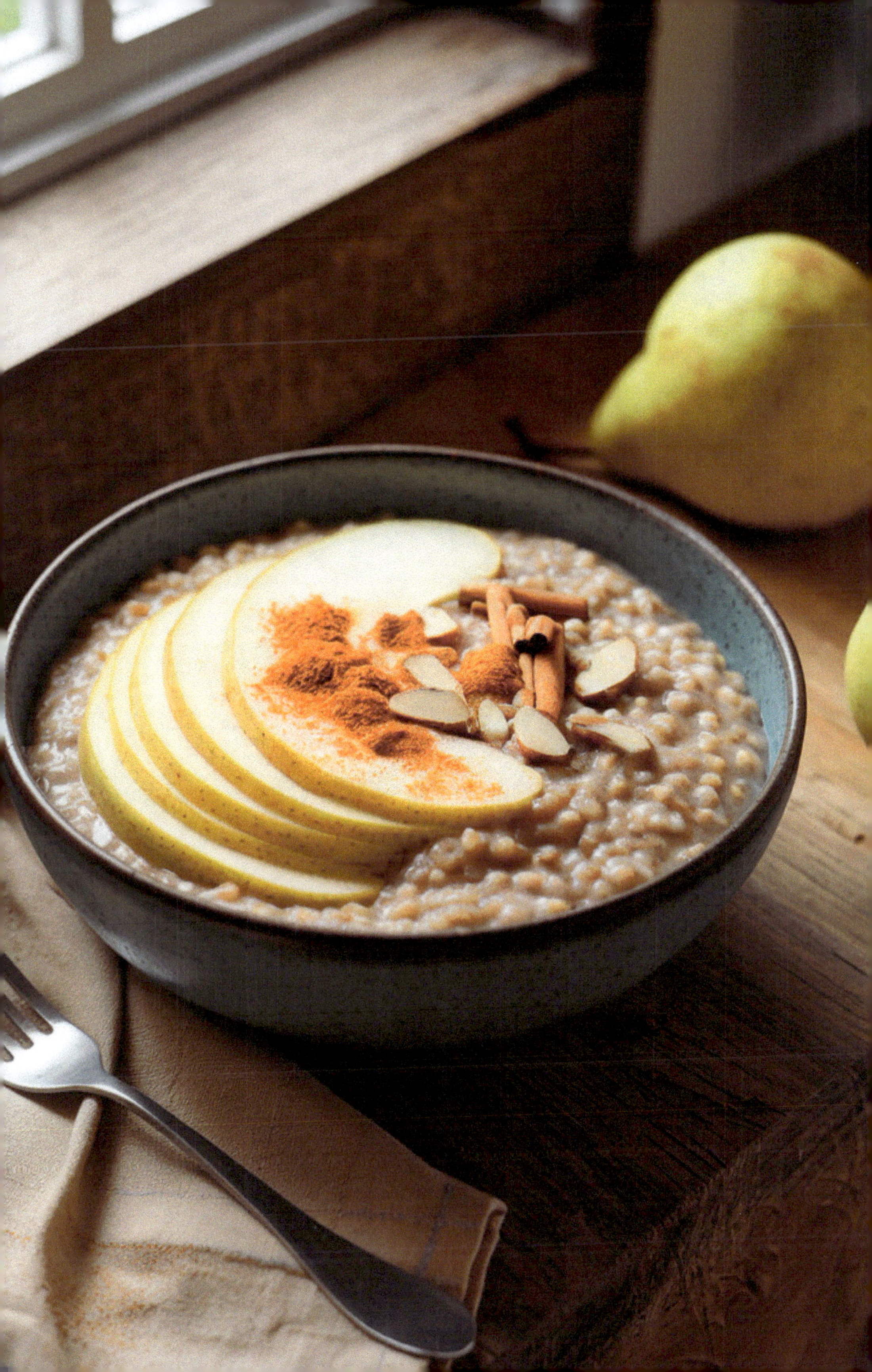

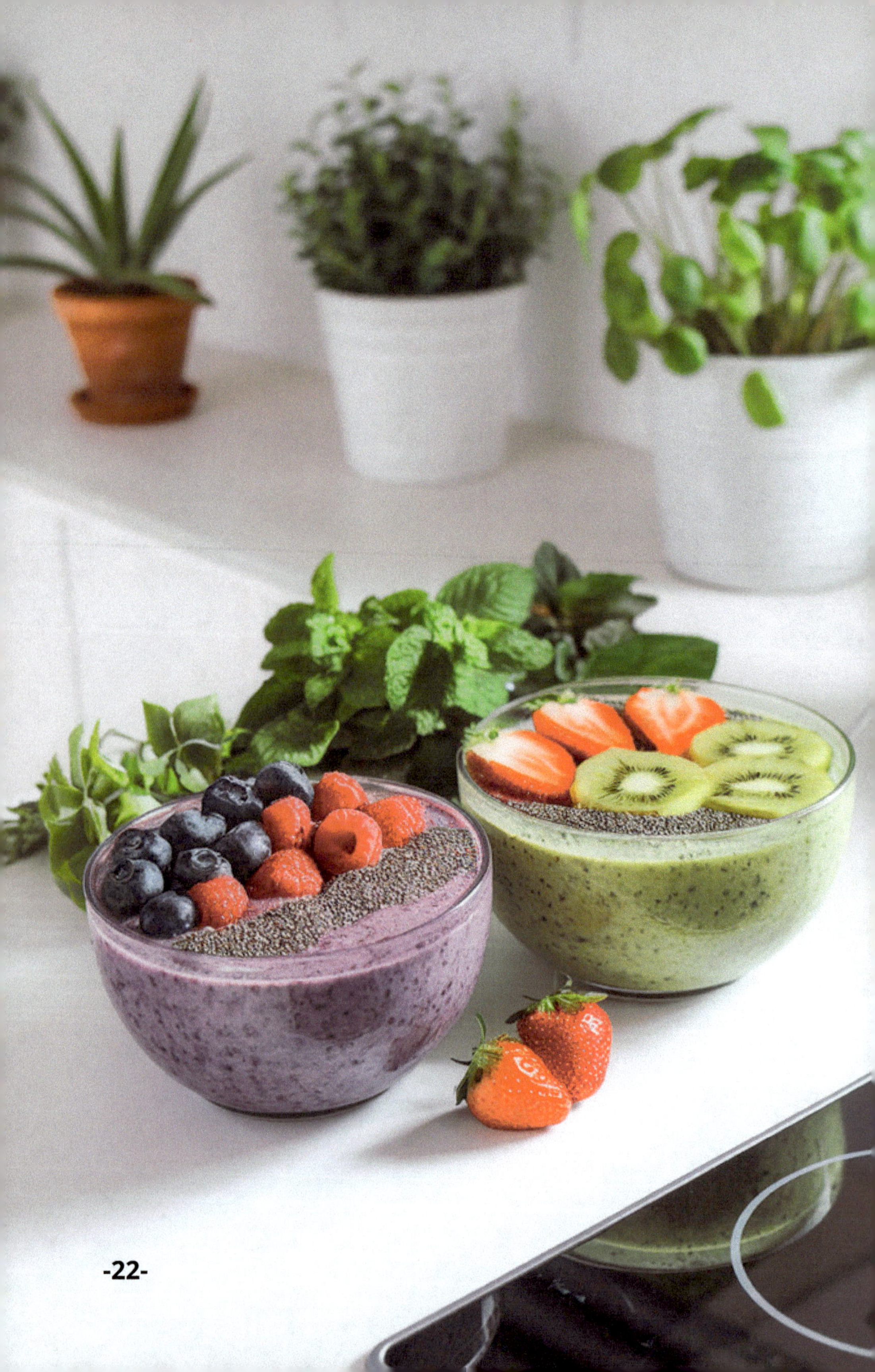

Bowls & Smoothies

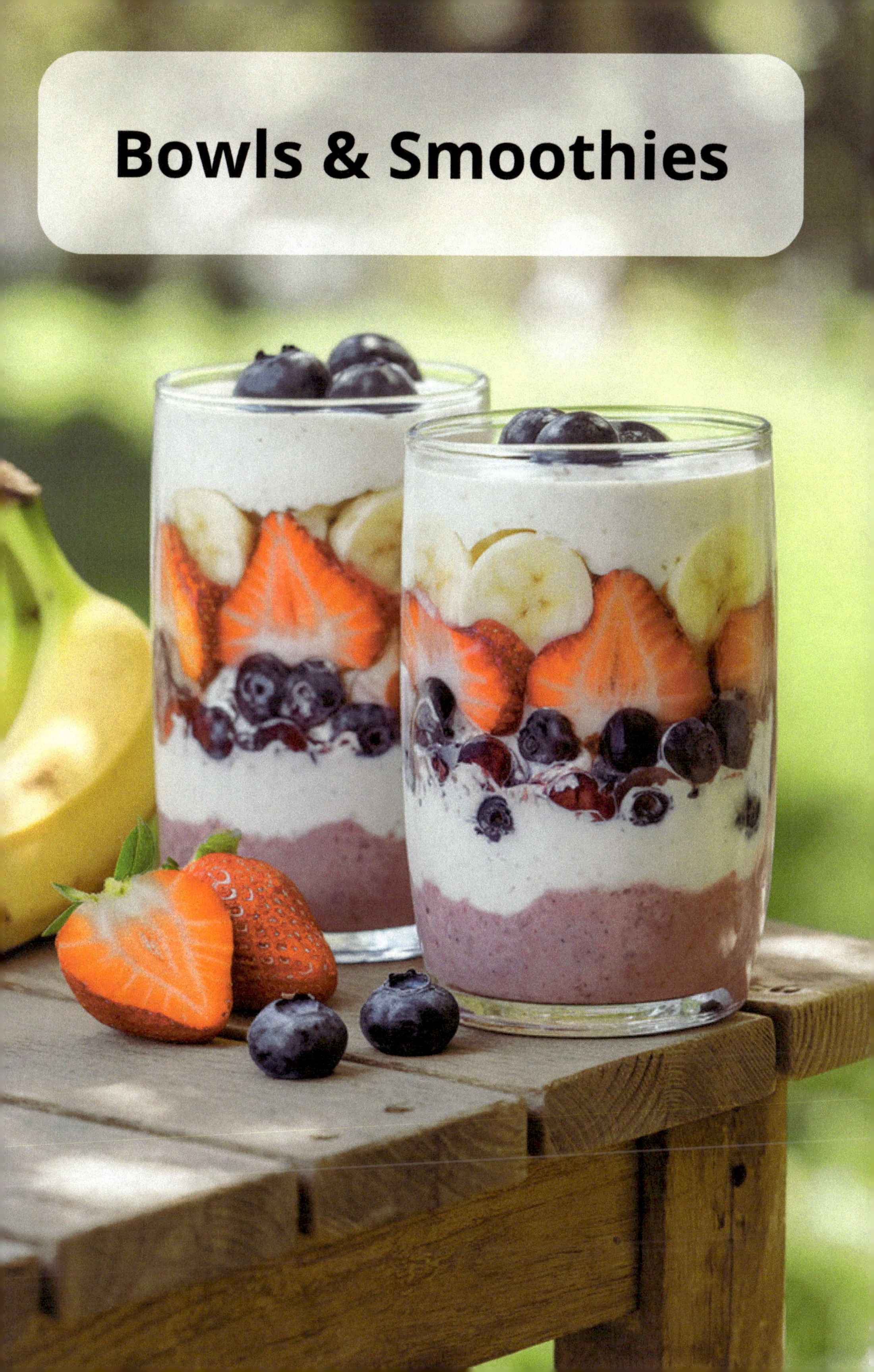

GRÜNE ANTI-STRESS-SMOOTHIE BOWL

10 Minuten

2 Portionen

Zutaten

- 1 Banane
- 1 Handvoll Spinat
- 100 g Ananas
- 150 ml Kokoswasser
- 1 EL Chiasamen
- 1 EL Kürbiskerne

So geht's

1. Die Banane schälen und in Stücke schneiden.
2. Den Spinat gründlich waschen und trocken schütteln.
3. Die Ananas schälen, den Strunk entfernen und das Fruchtfleisch in Würfel schneiden.
4. Banane, Spinat, Ananas und Kokoswasser in einen Mixer geben.
5. Alles zu einer glatten, cremigen Masse pürieren.
6. Die Smoothie-Masse auf zwei Schalen verteilen.
7. Mit Chiasamen und Kürbiskernen bestreuen.
8. Sofort servieren, damit die Nährstoffe optimal erhalten bleiben.

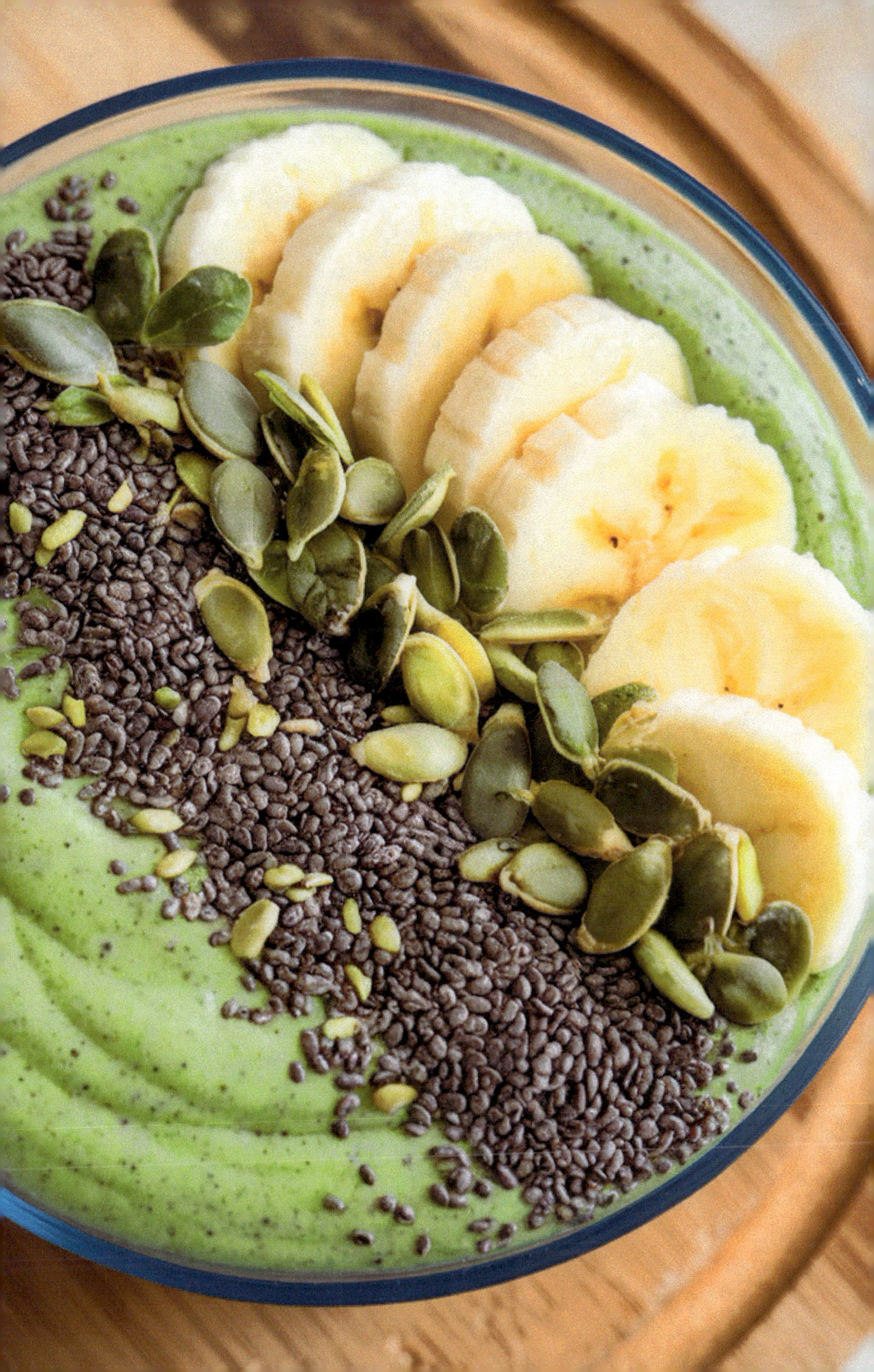

BEEREN-BANANEN-SMOOTHIE

5 Minuten

2 Portionen

Zutaten

- 100 g gemischte Beeren
- 1 Banane
- 200 ml Mandelmilch
- 1 TL Honig

So geht's

1. Die Beeren gründlich waschen und abtropfen lassen.
2. Die Banane schälen und in Stücke schneiden.
3. Beeren und Bananenstücke zusammen mit der Mandelmilch in einen Mixer geben.
4. Den Honig hinzufügen, um eine leichte Süße zu erhalten.
5. Alles für etwa eine Minute fein pürieren, bis eine cremige Konsistenz erreicht ist.
6. Den Smoothie gleichmäßig auf zwei Gläser verteilen.
7. Sofort servieren, damit alle Vitamine und Mineralstoffe optimal erhalten bleiben.

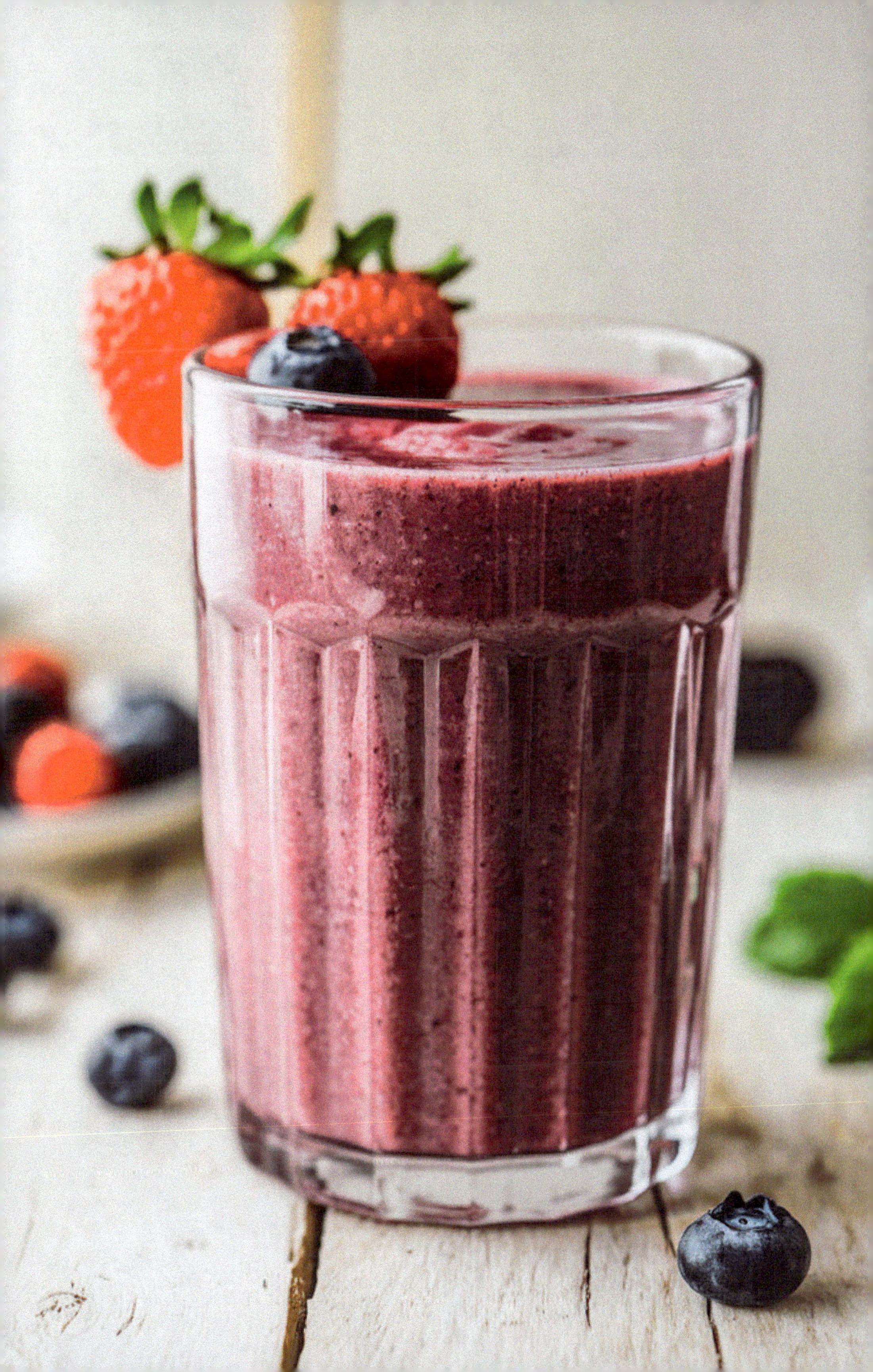

MATCHA-BOWL MIT KIWI & KOKOS

10 Minuten

2 Portionen

Zutaten

- 1 TL Matcha-Pulver
- 1 Banane
- 100 g Joghurt
- 1 Kiwi
- 1 EL Kokosflocken
- 1 TL Honig

So geht's

1. Banane schälen und in grobe Stücke schneiden.
2. Kiwi schälen und in Scheiben schneiden, einige Scheiben für die Dekoration beiseitelegen.
3. Banane, restliche Kiwi, Joghurt, Matcha-Pulver und Honig in einen Mixer geben und zu einer cremigen Masse pürieren.
4. Die Mischung gleichmäßig in zwei Schalen füllen.
5. Mit den beiseitegelegten Kiwischeiben und den Kokosflocken bestreuen.
6. Sofort servieren, damit die Bowl frisch und cremig bleibt.

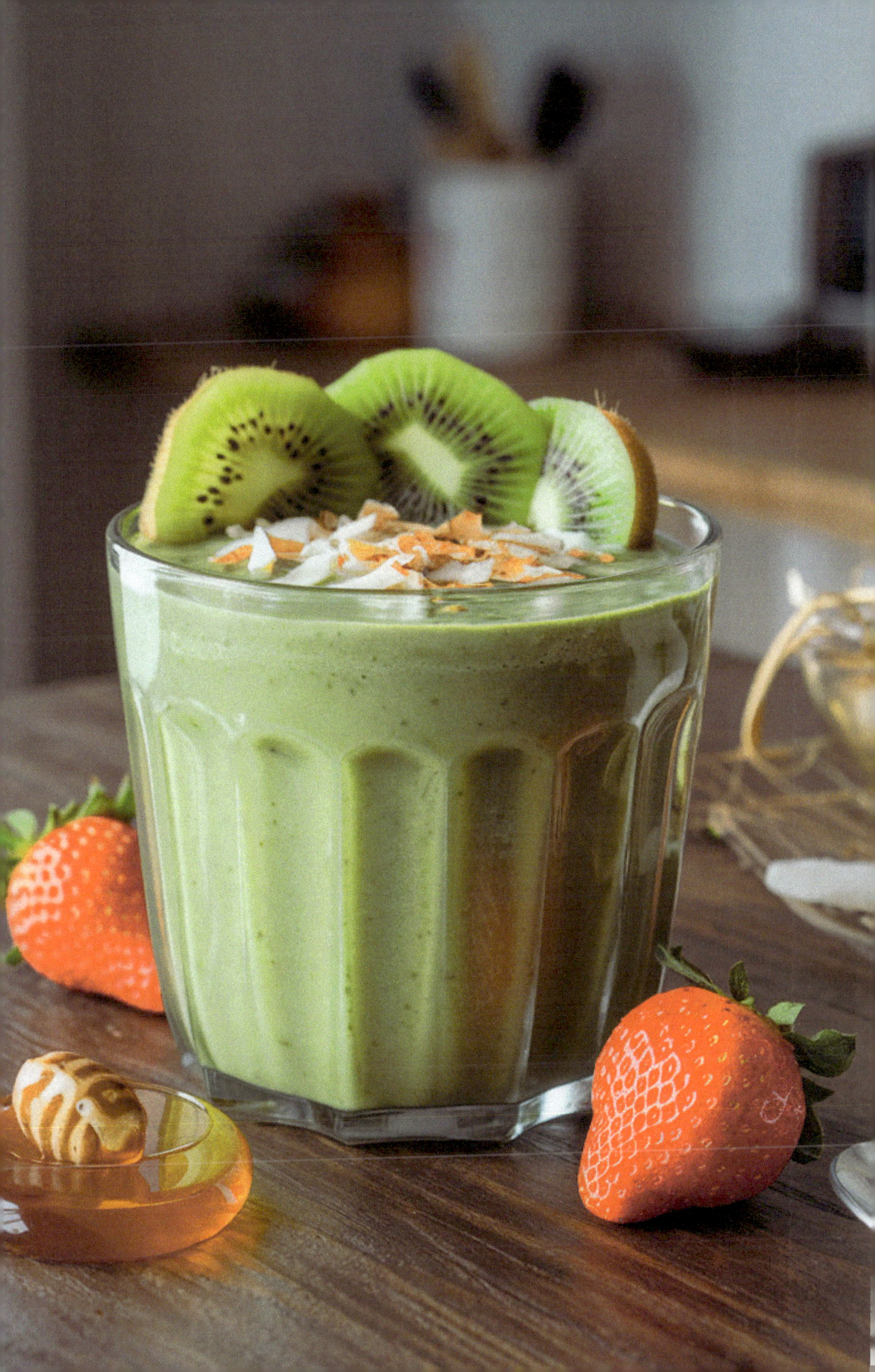

MANGO-KURKUMA-SMOOTHIE

5 Minuten

2 Portionen

Zutaten

- 150 g Mango
- 200 ml Kokosmilch
- ½ TL Kurkuma
- 1 TL Ingwer (frisch)
- 1 TL Honig

So geht's

1. Die Mango schälen, entkernen und das Fruchtfleisch grob würfeln.
2. Den frischen Ingwer schälen und fein reiben.
3. Mango, Kokosmilch, Kurkuma, Ingwer und Honig in einen Mixer geben.
4. Alles auf höchster Stufe pürieren, bis eine cremige, glatte Konsistenz entsteht.
5. Den Smoothie in zwei Gläser füllen und sofort servieren.

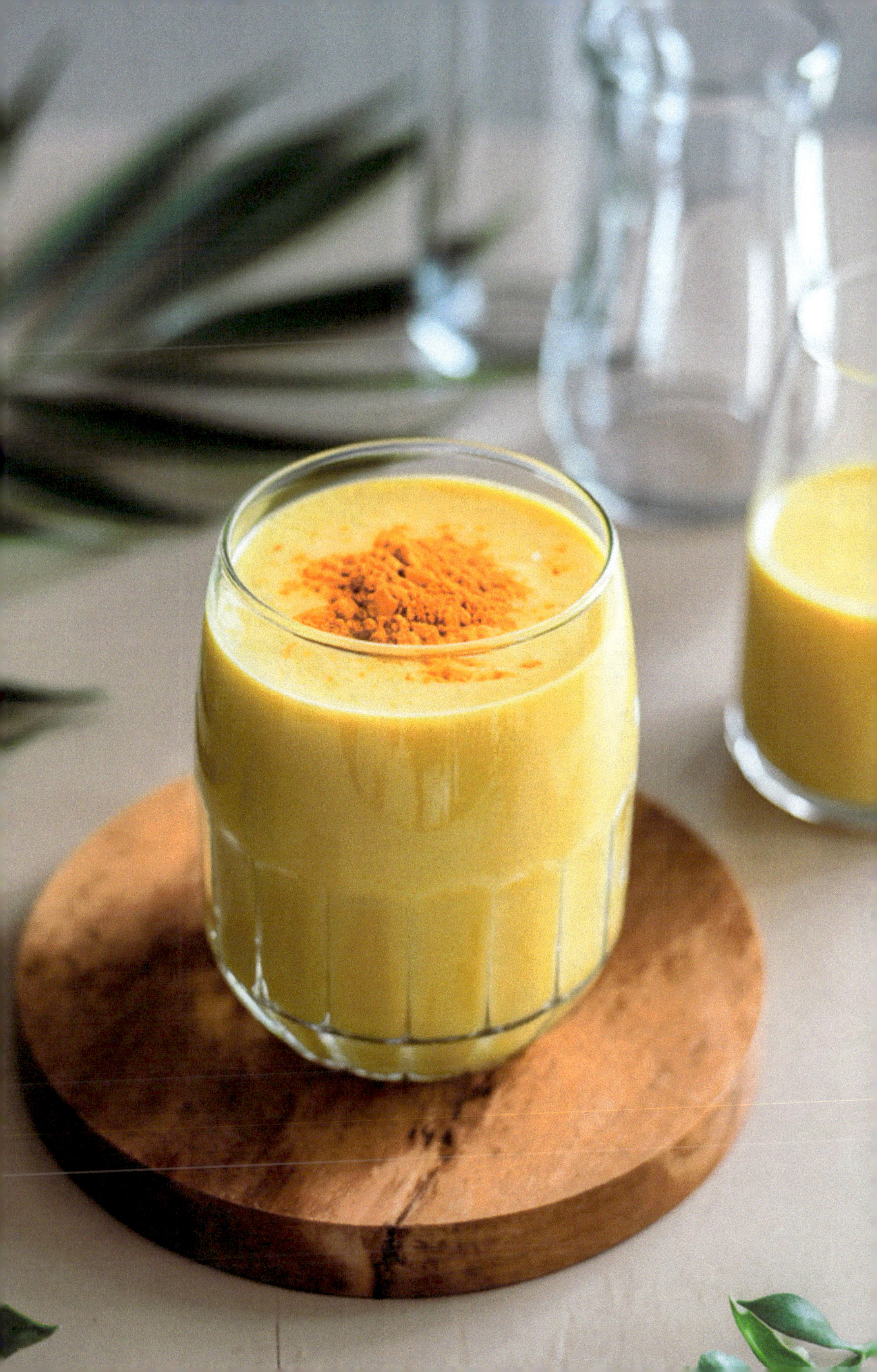

PROTEIN-SMOOTHIE MIT HAFERFLOCKEN

5 Minuten

2 Portionen

Zutaten

- 1 Banane
- 30 g Haferflocken
- 200 ml Sojamilch
- 1 EL Erdnussbutter
- 1 TL Kakaopulver

So geht's

1. Die Banane schälen und in Stücke schneiden.
2. Die Haferflocken zusammen mit der Banane in einen Mixer geben.
3. Die Sojamilch hinzufügen und alles kurz mixen, bis eine gleichmäßige Basis entsteht.
4. Die Erdnussbutter und das Kakaopulver in den Mixer geben.
5. Alles erneut kräftig mixen, bis der Smoothie cremig und ohne Stücke ist.
6. Den Smoothie in zwei Gläser füllen und sofort servieren.

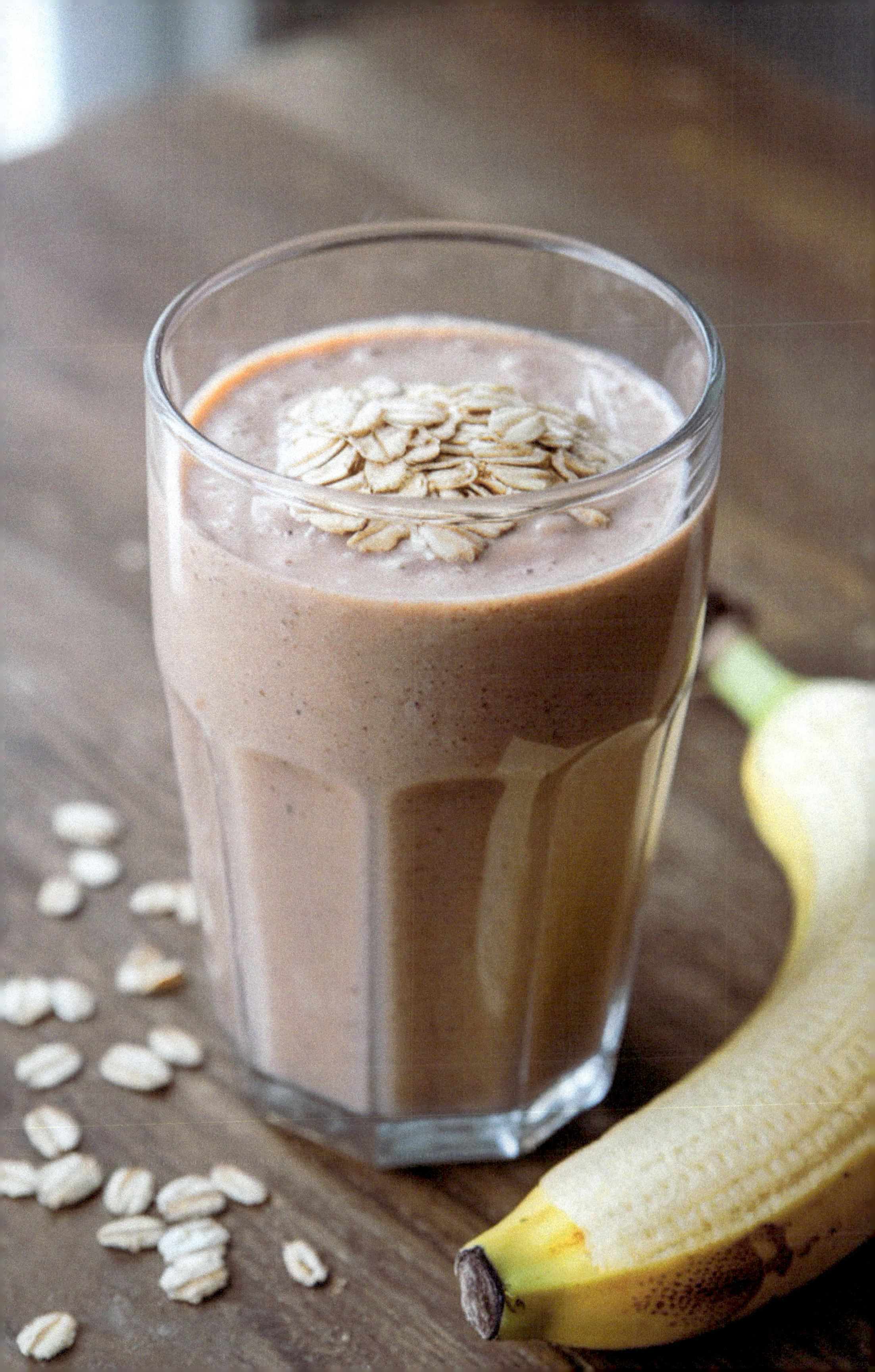

ACAI-BOWL MIT GRANOLA & BEEREN

10 Minuten

2 Portionen

Zutaten

- 100 g Acai-Püree
- 50 g Granola
- 100 g Beeren
- 100 ml Mandelmilch
- 1 TL Honig

So geht's

1. Acai-Püree, Mandelmilch und Honig in einem Mixer geben und glatt pürieren.
2. Die Mischung in zwei Schalen füllen.
3. Beeren gründlich waschen und abtropfen lassen.
4. Die Acai-Mischung gleichmäßig mit Granola und Beeren bestreuen.
5. Sofort servieren, damit das Granola knusprig bleibt.

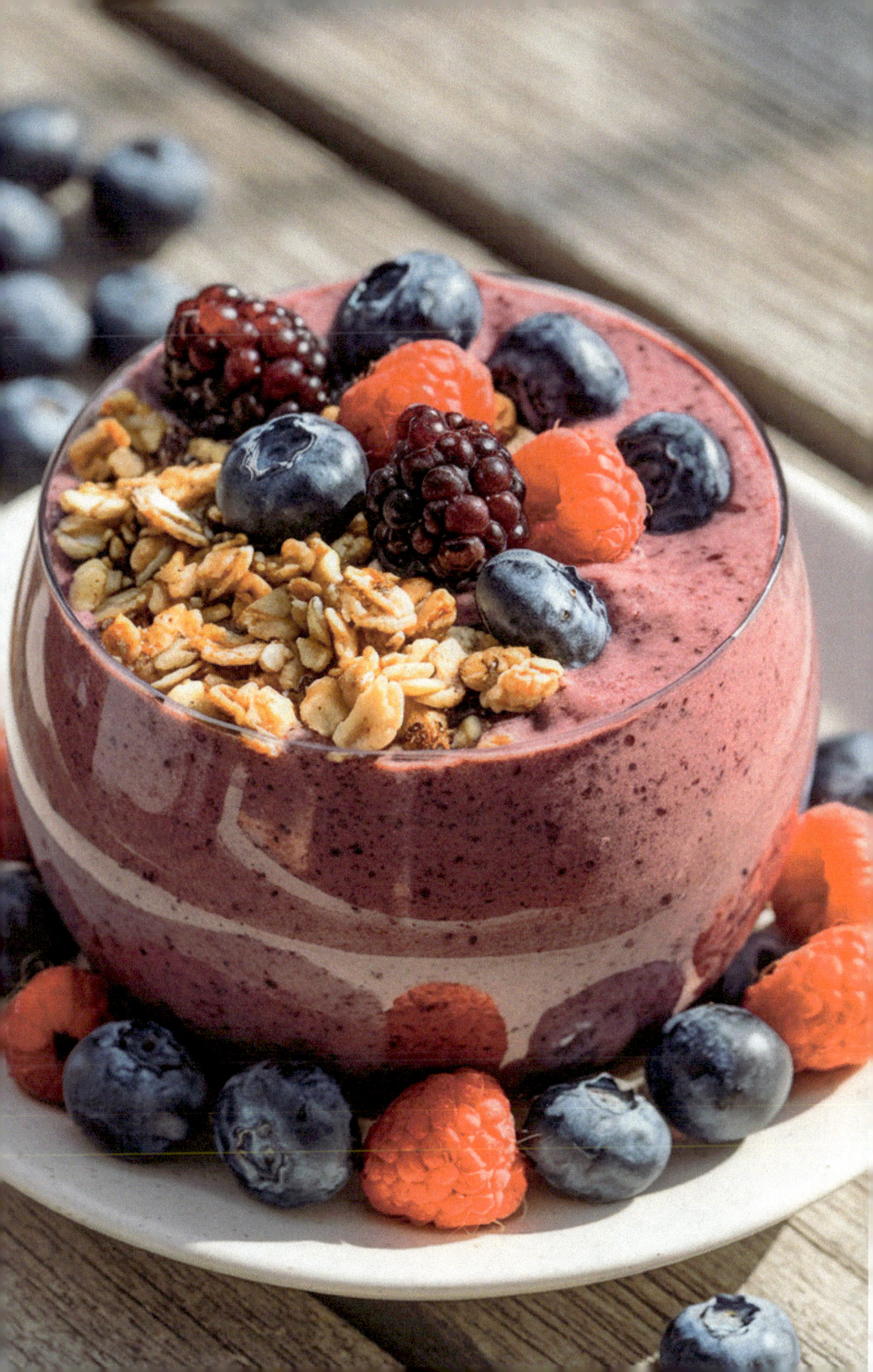

AVOCADO-BANANEN-SMOOTHIE

5 Minuten

2 Portionen

Zutaten

- 1 reife Avocado
- 1 Banane
- 200 ml Kokoswasser
- 1 TL Honig
- 1 TL Limettensaft

So geht's

1. Die Avocado halbieren, den Kern entfernen und das Fruchtfleisch mit einem Löffel herauslösen.
2. Die Banane schälen und in grobe Stücke schneiden.
3. Avocado und Banane in einen Mixer geben.
4. Kokoswasser hinzufügen, anschließend Honig und Limettensaft dazugeben.
5. Alles für etwa eine Minute mixen, bis ein cremiger, gleichmäßiger Smoothie entsteht.
6. Den Smoothie in zwei Gläser füllen und sofort servieren.

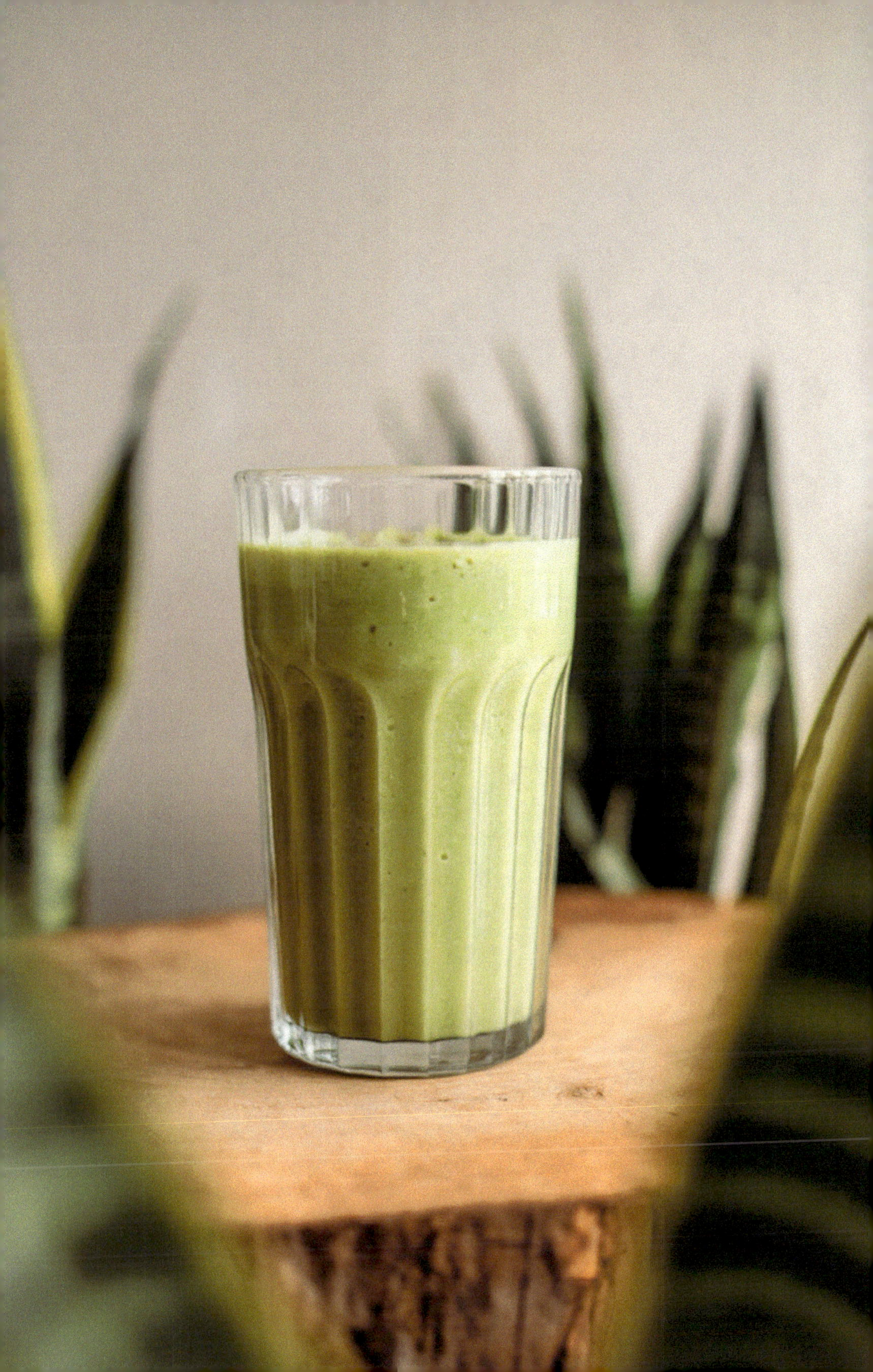

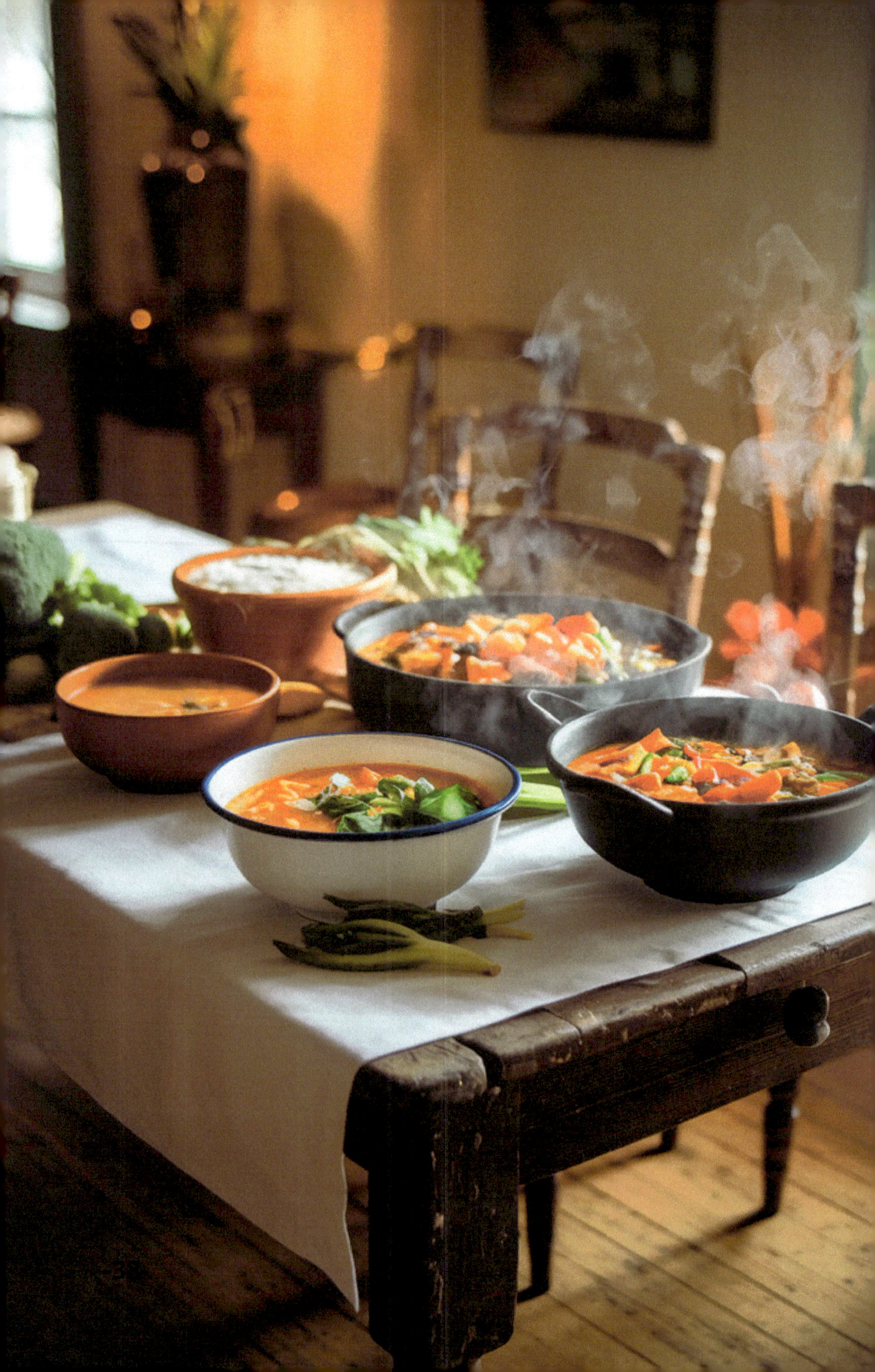

Suppen & Eintöpfe

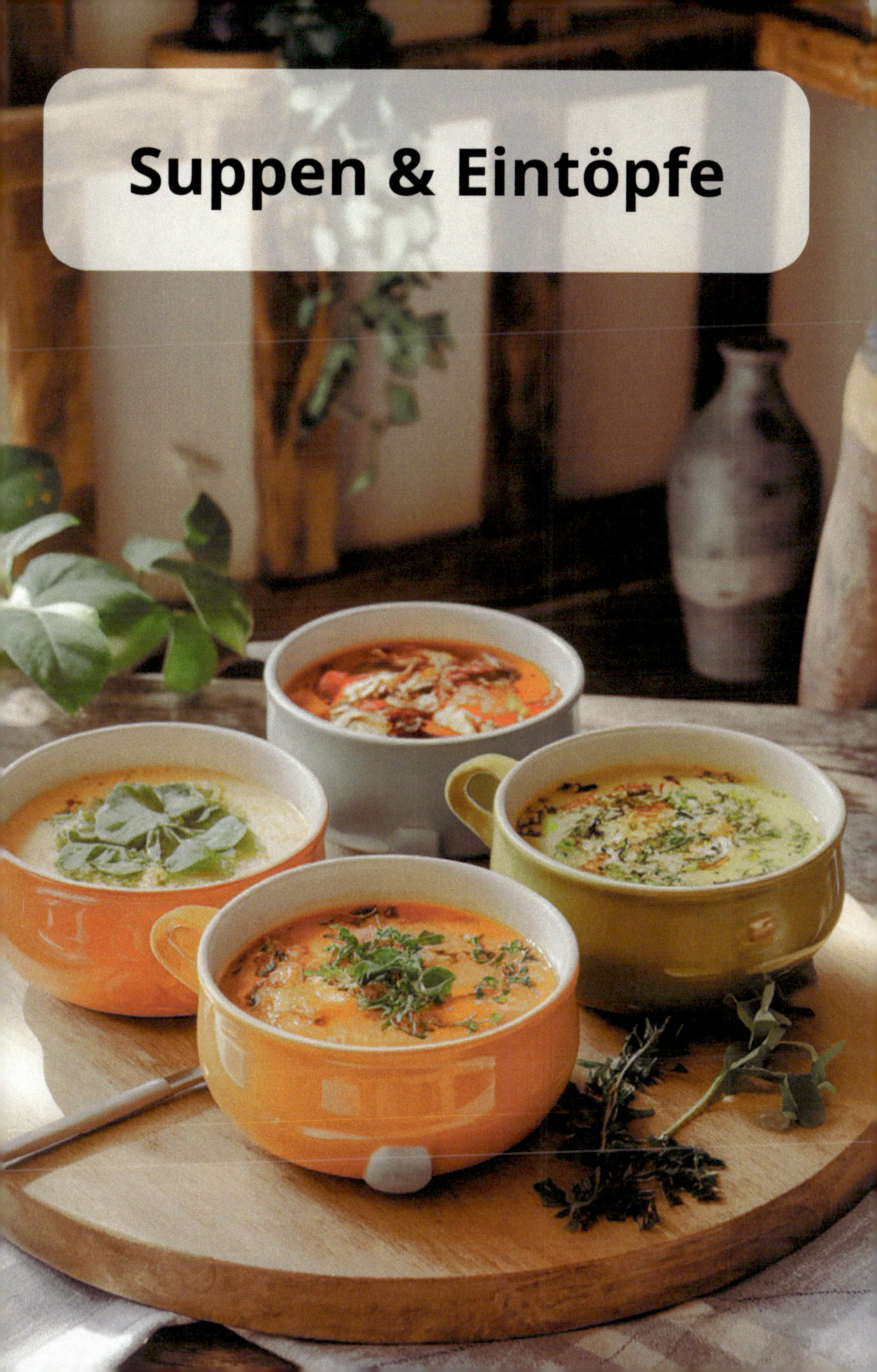

SÜSSKARTOFFEL-KOKOS-SUPPE

30 Minuten

2 Portionen

Zutaten

- 300 g Süßkartoffeln
- 200 ml Kokosmilch
- 1 Zwiebel
- 1 TL Ingwer
- 500 ml Gemüsebrühe
- Salz & Pfeffer

So geht's

1. Süßkartoffeln schälen und in kleine Würfel schneiden.
2. Zwiebel schälen und fein hacken, Ingwer schälen und reiben.
3. In einem Topf 1 Teelöffel Öl erhitzen, Zwiebel und Ingwer darin 2 Minuten anschwitzen.
4. Süßkartoffelwürfel hinzufügen und kurz mit anbraten.
5. Gemüsebrühe angießen und alles bei mittlerer Hitze 15 Minuten köcheln lassen, bis die Süßkartoffeln weich sind.
6. Kokosmilch einrühren und die Suppe mit einem Pürierstab fein pürieren.
7. Mit Salz und Pfeffer abschmecken und heiß servieren.

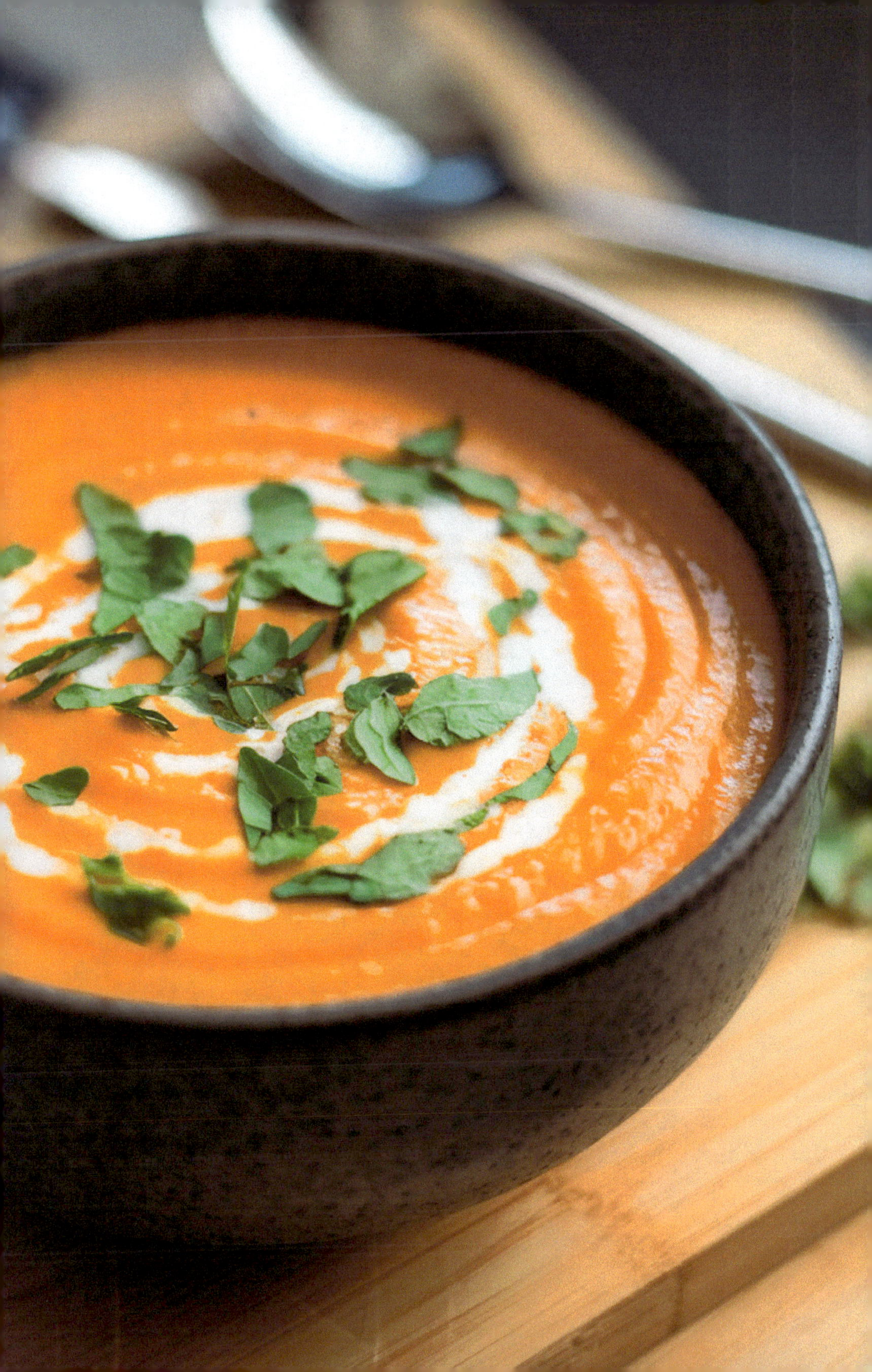

TOMATEN-LINSEN-SUPPE

25 Minuten

2 Portionen

Zutaten

- 200 g rote Linsen
- 400 g stückige Tomaten (Dose)
- 1 Zwiebel
- 2 Knoblauchzehen
- 500 ml Gemüsebrühe
- Salz & Pfeffer

So geht's

1. Die Zwiebel und die Knoblauchzehen schälen und fein hacken.
2. In einem Topf 1 Esslöffel Olivenöl erhitzen und die Zwiebel sowie den Knoblauch darin 2 Minuten glasig dünsten.
3. Die roten Linsen unter fließendem Wasser abspülen, abtropfen lassen und in den Topf geben.
4. Mit den stückigen Tomaten und der Gemüsebrühe ablöschen, alles gut verrühren und zum Kochen bringen.
5. Die Hitze reduzieren und die Suppe bei mittlerer Temperatur etwa 15–20 Minuten köcheln lassen, bis die Linsen weich sind.
6. Gelegentlich umrühren und bei Bedarf etwas zusätzliche Brühe hinzufügen, falls die Suppe zu dick wird.
7. Mit Salz und Pfeffer abschmecken, kurz pürieren oder stückig lassen, je nach gewünschter Konsistenz.
8. Die Suppe heiß servieren, optional mit frischen Kräutern wie Petersilie bestreuen.

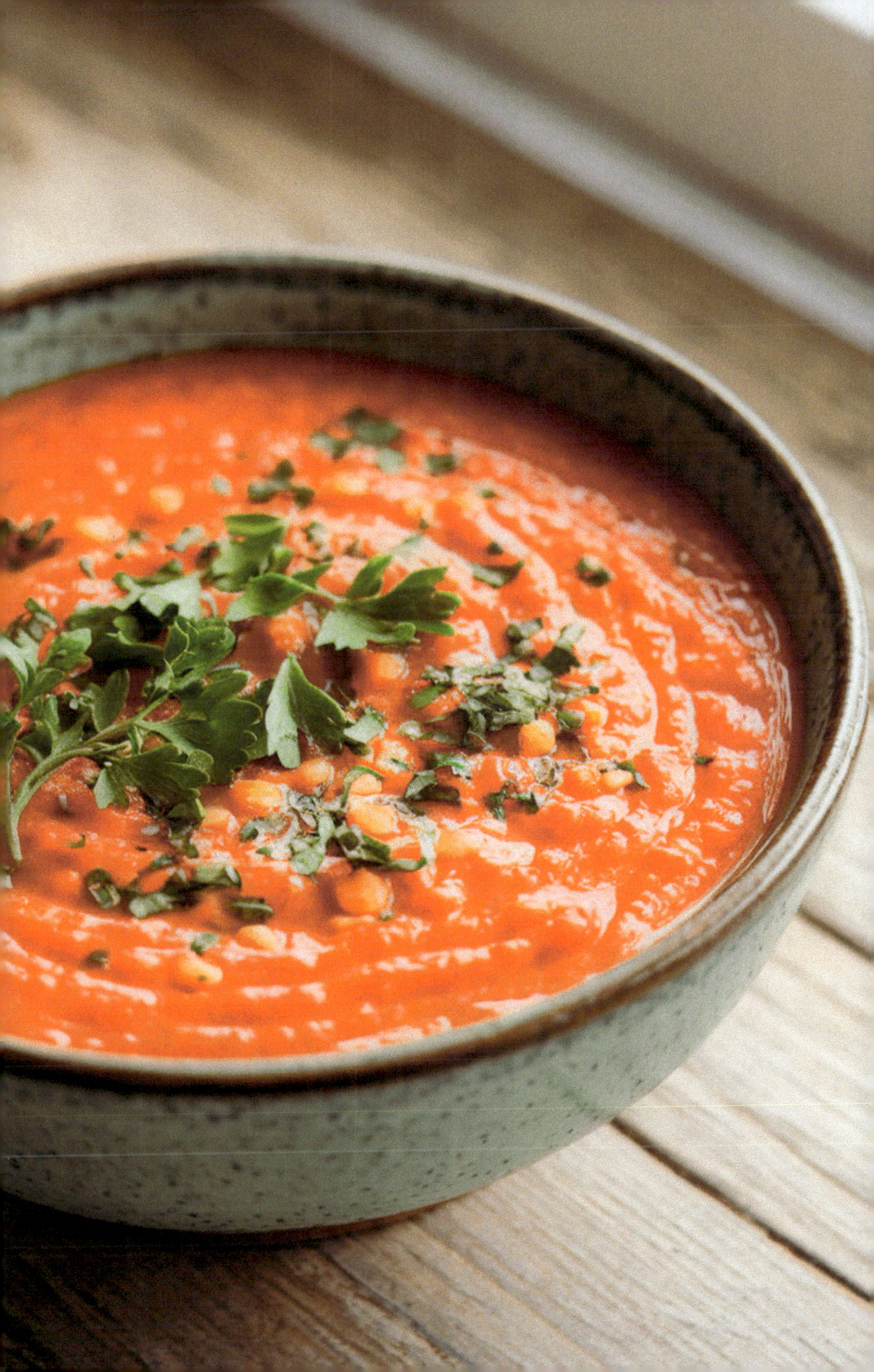

KÜRBIS-INGWER-SUPPE

30 Minuten

2 Portionen

Zutaten

- 400 g Kürbis
- 1 TL frischer Ingwer
- 200 ml Kokosmilch
- 500 ml Gemüsebrühe
- Salz & Pfeffer

So geht's

1. Den Kürbis schälen, entkernen und in kleine Würfel schneiden.
2. Den Ingwer schälen und fein hacken.
3. In einem Topf 1 Teelöffel Öl erhitzen und den Ingwer kurz anbraten, bis er duftet.
4. Die Kürbiswürfel hinzufügen und zwei Minuten unter Rühren anschwitzen.
5. Mit der Gemüsebrühe ablöschen und aufkochen lassen.
6. Den Topf abdecken und die Suppe bei mittlerer Hitze etwa 20 Minuten köcheln lassen, bis der Kürbis weich ist.
7. Die Kokosmilch einrühren und alles mit einem Stabmixer fein pürieren, bis eine cremige Konsistenz entsteht.
8. Mit Salz und Pfeffer abschmecken und sofort servieren.

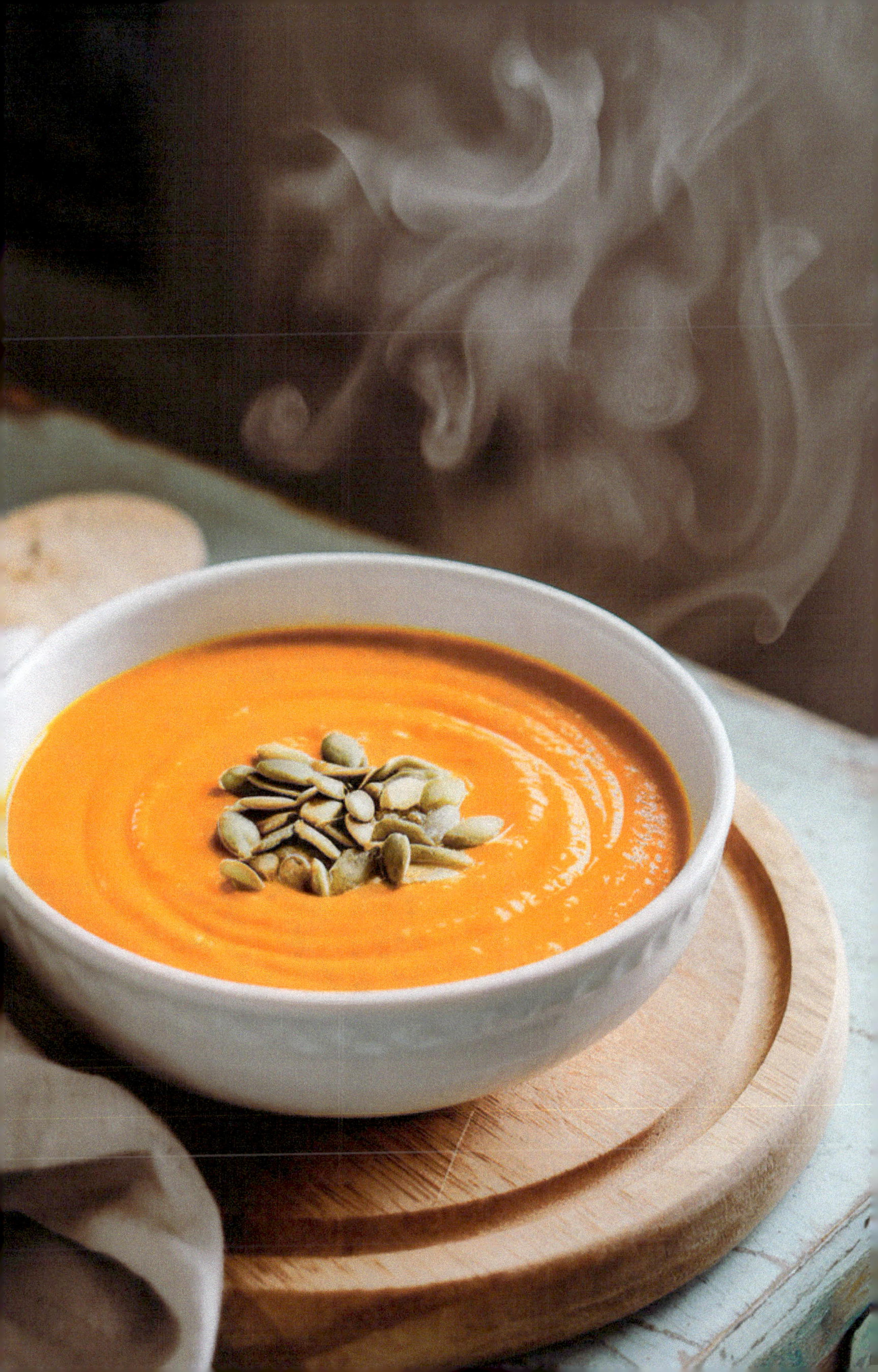

MISO-GEMÜSE-SUPPE

15 Minuten

2 Portionen

Zutaten

- 1 EL Miso-Paste
- 200 g Tofu
- 100 g Pak Choi
- 1 Karotte
- 500 ml Wasser
- Frühlingszwiebeln

So geht's

1. Tofu in kleine Würfel schneiden und beiseitestellen.
2. Pak Choi waschen, grob zerkleinern und die Karotte in dünne Scheiben schneiden.
3. 500 ml Wasser in einem Topf erhitzen und die Miso-Paste darin einrühren, bis sie sich vollständig aufgelöst hat.
4. Karottenscheiben in die Brühe geben und bei mittlerer Hitze 5 Minuten köcheln lassen.
5. Pak Choi und Tofuwürfel hinzufügen und weitere 5 Minuten sanft köcheln lassen, sodass das Gemüse noch etwas Biss behält.
6. Frühlingszwiebeln waschen, in feine Ringe schneiden und in die Suppe geben.
7. Suppe kurz abschmecken und sofort heiß servieren.

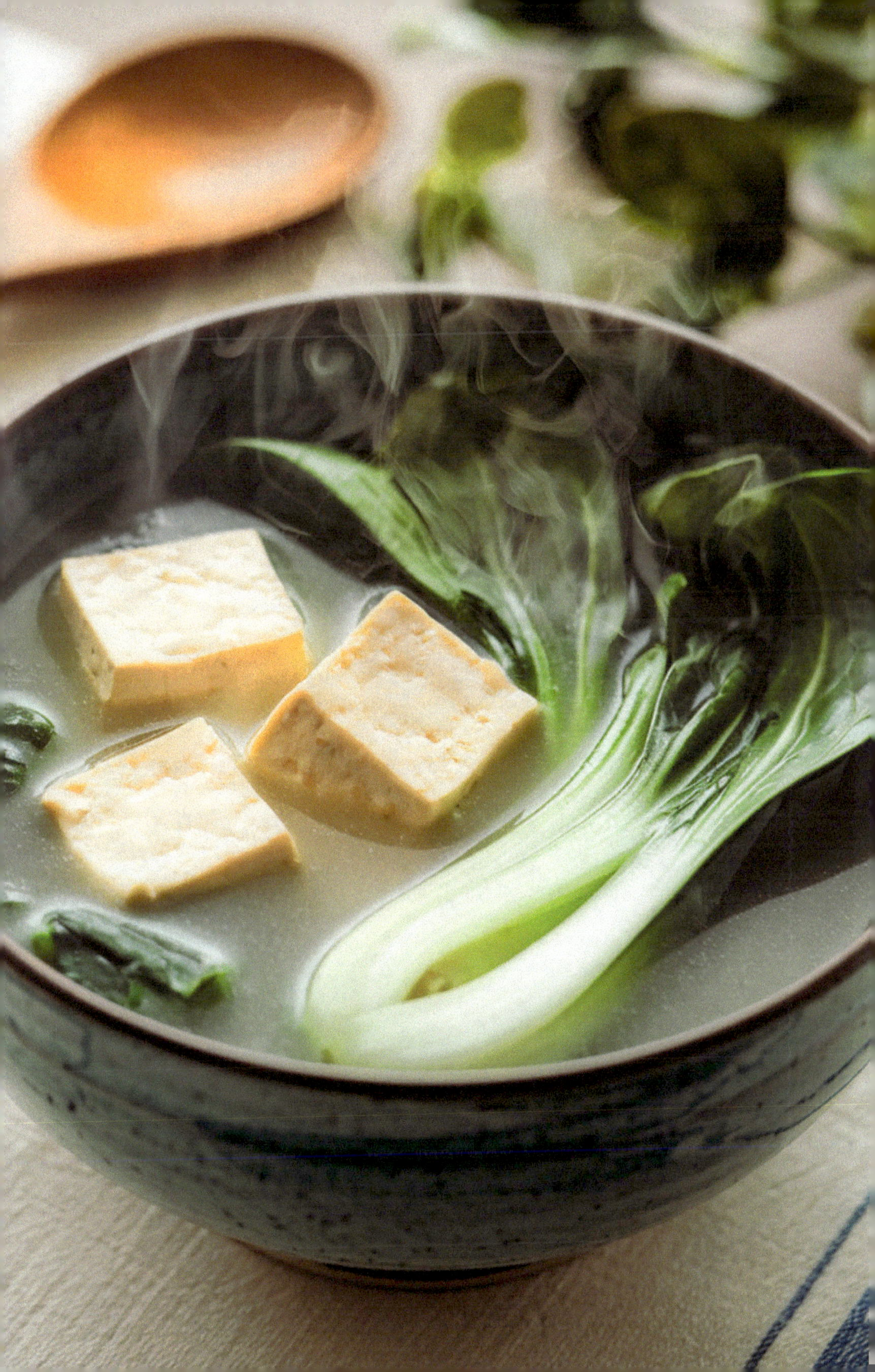

HIRSE-GEMÜSE-EINTOPF

30 Minuten

2 Portionen

Zutaten

- 100 g Hirse
- 200 g Karotten
- 100 g Zucchini
- 1 Zwiebel
- 500 ml Gemüsebrühe
- Kräuter

So geht's

1. Die Hirse in einem Sieb gründlich mit kaltem Wasser abspülen, um Bitterstoffe zu entfernen.
2. Karotten und Zucchini waschen, schälen beziehungsweise die Enden abschneiden und in kleine Würfel schneiden. Die Zwiebel schälen und fein hacken.
3. In einem Topf etwas Öl erhitzen und die Zwiebel bei mittlerer Hitze glasig dünsten.
4. Karotten und Zucchini hinzufügen und 3–4 Minuten mitdünsten, damit sie leicht Farbe annehmen.
5. Die abgespülte Hirse in den Topf geben, kurz unter Rühren anrösten und dann mit der Gemüsebrühe aufgießen.
6. Einmal aufkochen, dann die Hitze reduzieren und den Eintopf 15–20 Minuten bei geschlossenem Deckel köcheln lassen, bis die Hirse weich und die Flüssigkeit weitgehend aufgenommen ist.
7. Mit Salz, Pfeffer und frischen Kräutern abschmecken, kurz ziehen lassen und heiß servieren.

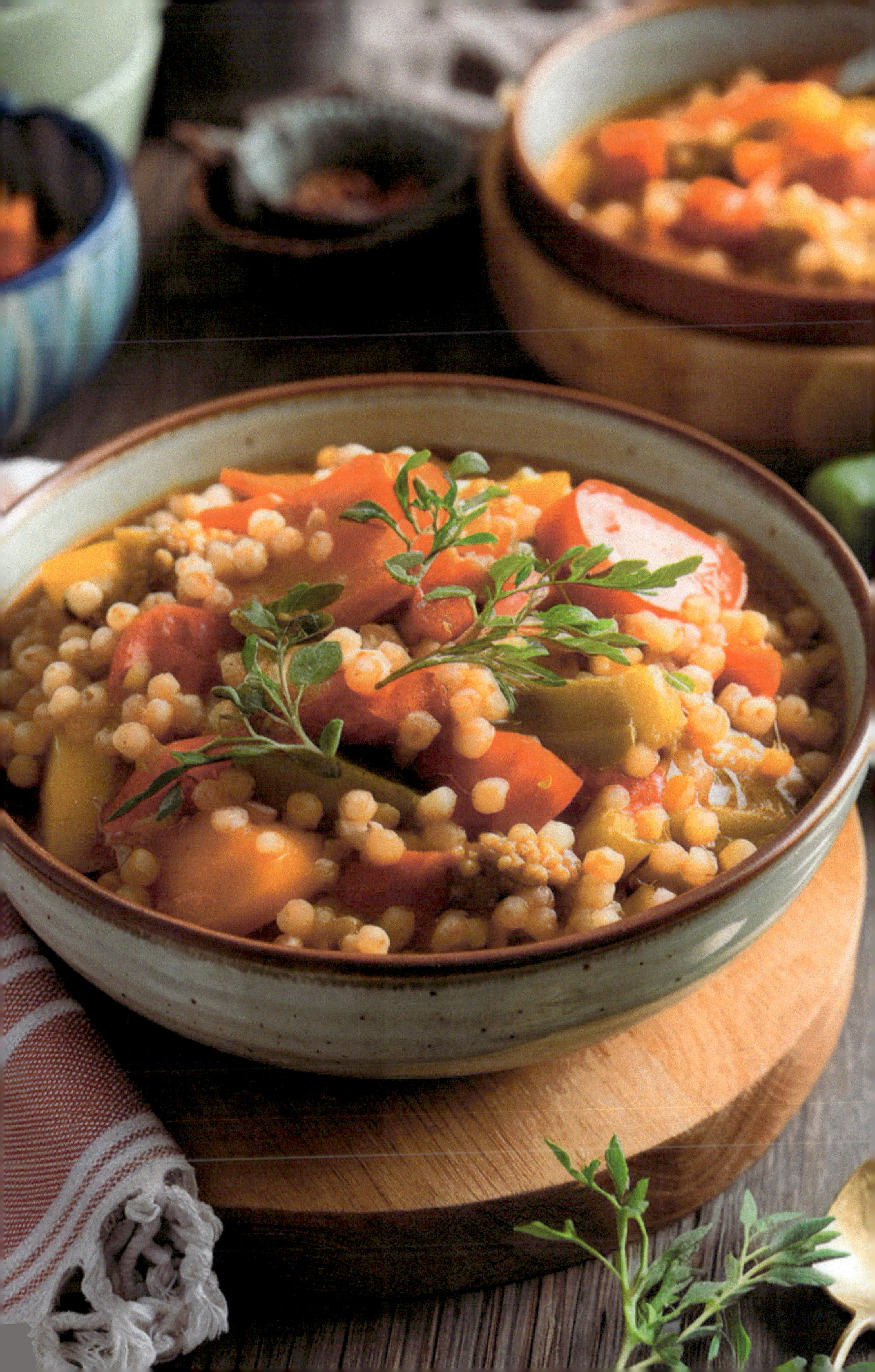

BROKKOLI-CASHEWNUSS-SUPPE

20 Minuten

2 Portionen

Zutaten

- 300 g Brokkoli
- 50 g Cashewkerne
- 1 Zwiebel
- 500 ml Gemüsebrühe
- Salz & Pfeffer

So geht's

1. Brokkoli putzen, in kleine Röschen teilen und gründlich waschen.
2. Cashewkerne in einer Schüssel mit heißem Wasser für etwa 10 Minuten einweichen, anschließend abgießen.
3. Zwiebel schälen und fein hacken.
4. In einem Topf die Zwiebel in etwas Wasser oder Brühe glasig dünsten.
5. Brokkoli und Gemüsebrühe hinzugeben und bei mittlerer Hitze etwa 10 Minuten köcheln lassen, bis der Brokkoli weich ist.
6. Die Cashewkerne hinzufügen und alles mit einem Stabmixer fein pürieren, bis eine cremige Konsistenz entsteht.
7. Mit Salz und Pfeffer abschmecken und nochmals kurz erhitzen.
8. Sofort servieren, optional mit wenigen gehackten Cashewkernen bestreuen.

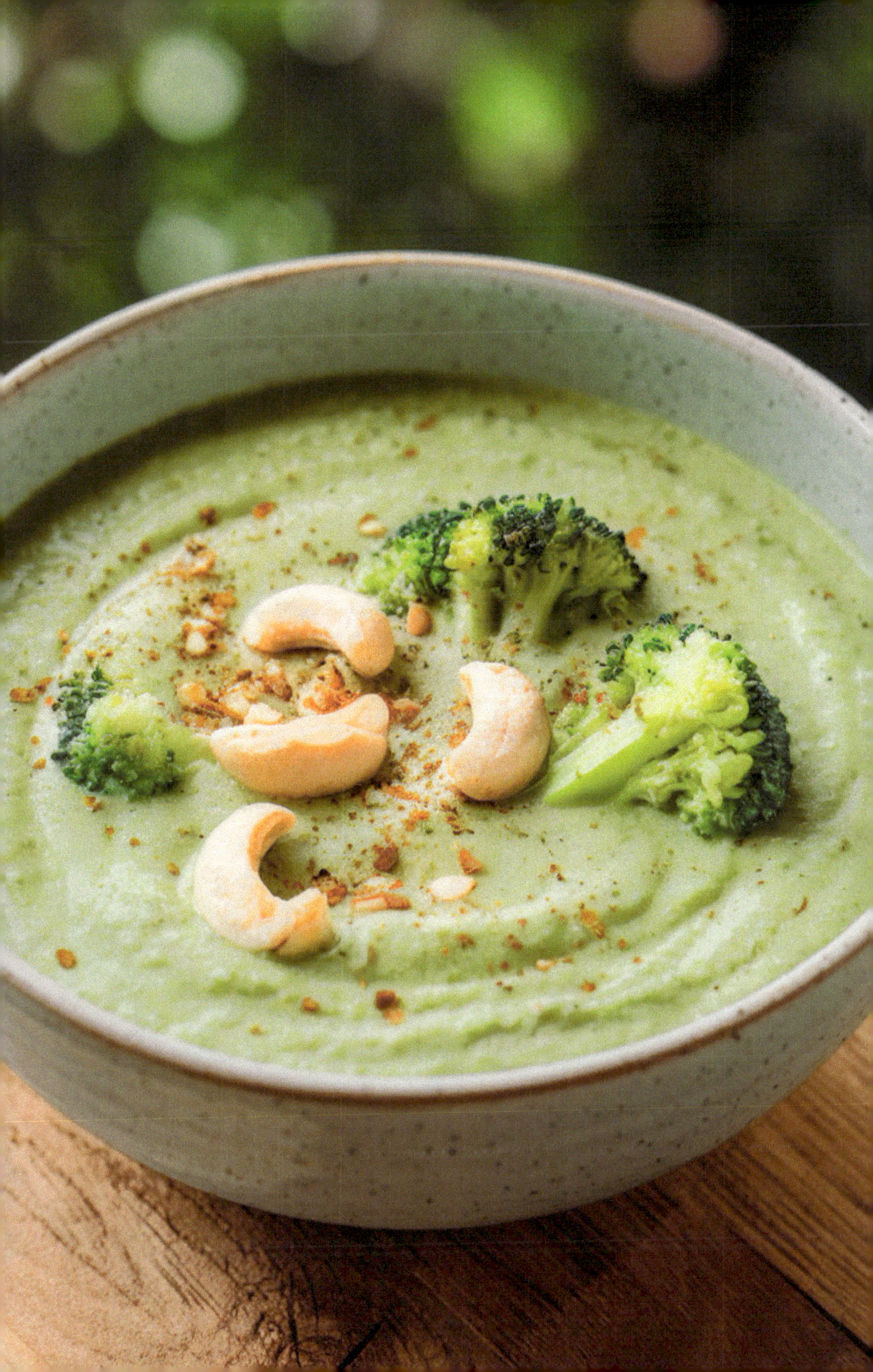

MEDITERRANER GEMÜSE-EINTOPF

35 Minuten

2 Portionen

Zutaten

- 200 g Zucchini
- 150 g Aubergine
- 100 g Paprika
- 1 Dose stückige Tomaten
- 500 ml Gemüsebrühe
- Kräuter der Provence

So geht's

1. Zucchini, Aubergine und Paprika waschen und in mundgerechte Stücke schneiden.
2. Ein Esslöffel Olivenöl in einem Topf erhitzen und das geschnittene Gemüse darin etwa 5 Minuten anbraten, bis es leicht Farbe annimmt.
3. Die stückigen Tomaten aus der Dose und die Gemüsebrühe hinzugeben und alles gut verrühren.
4. Mit Kräutern der Provence, Salz und Pfeffer abschmecken.
5. Den Eintopf bei mittlerer Hitze 20 bis 25 Minuten köcheln lassen, bis das Gemüse weich, aber noch bissfest ist.
6. Zwischendurch umrühren und bei Bedarf etwas Wasser nachgießen, falls der Eintopf zu dick wird.
7. Den mediterranen Gemüse-Eintopf auf zwei Schalen verteilen und heiß servieren.

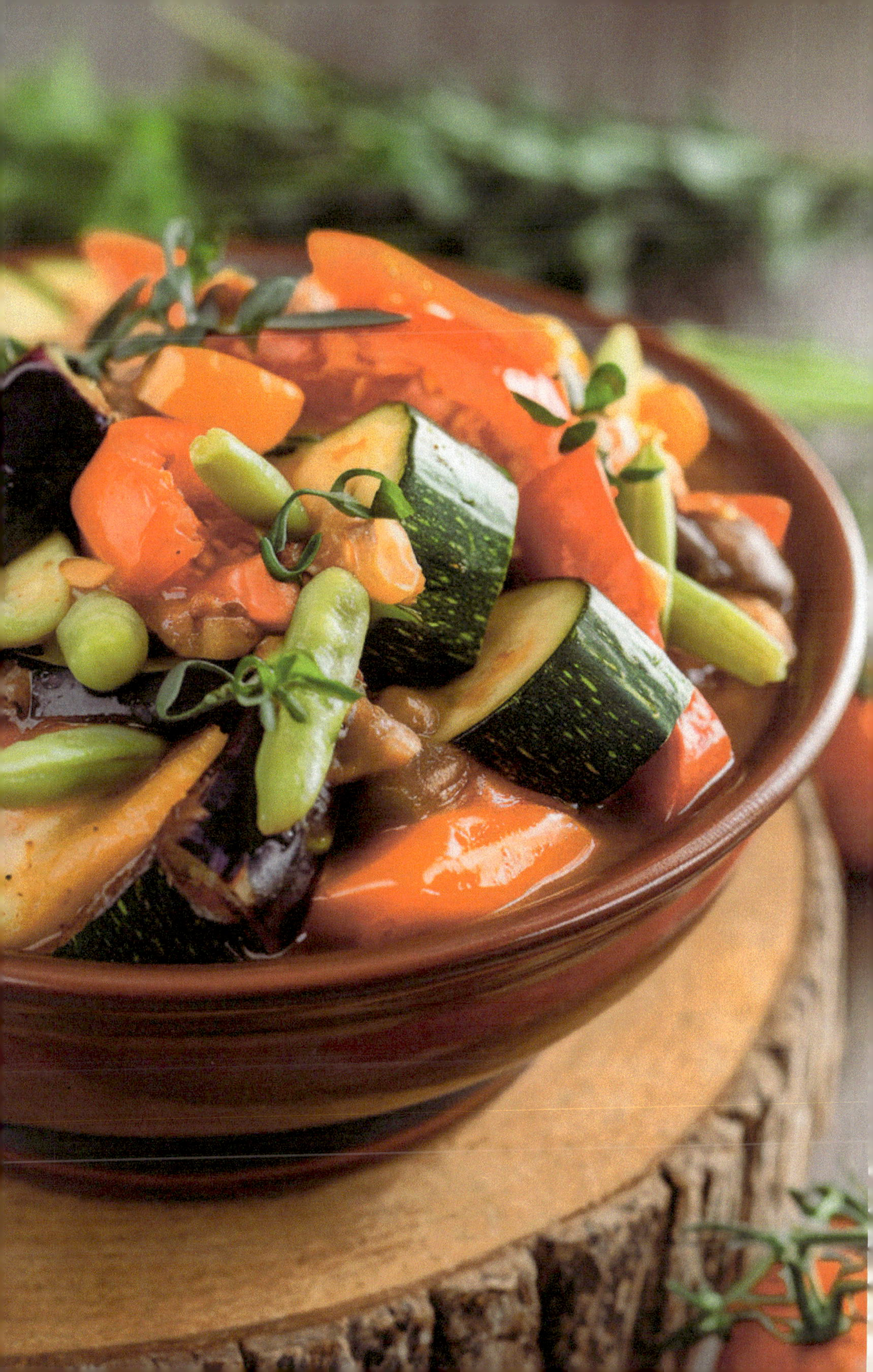

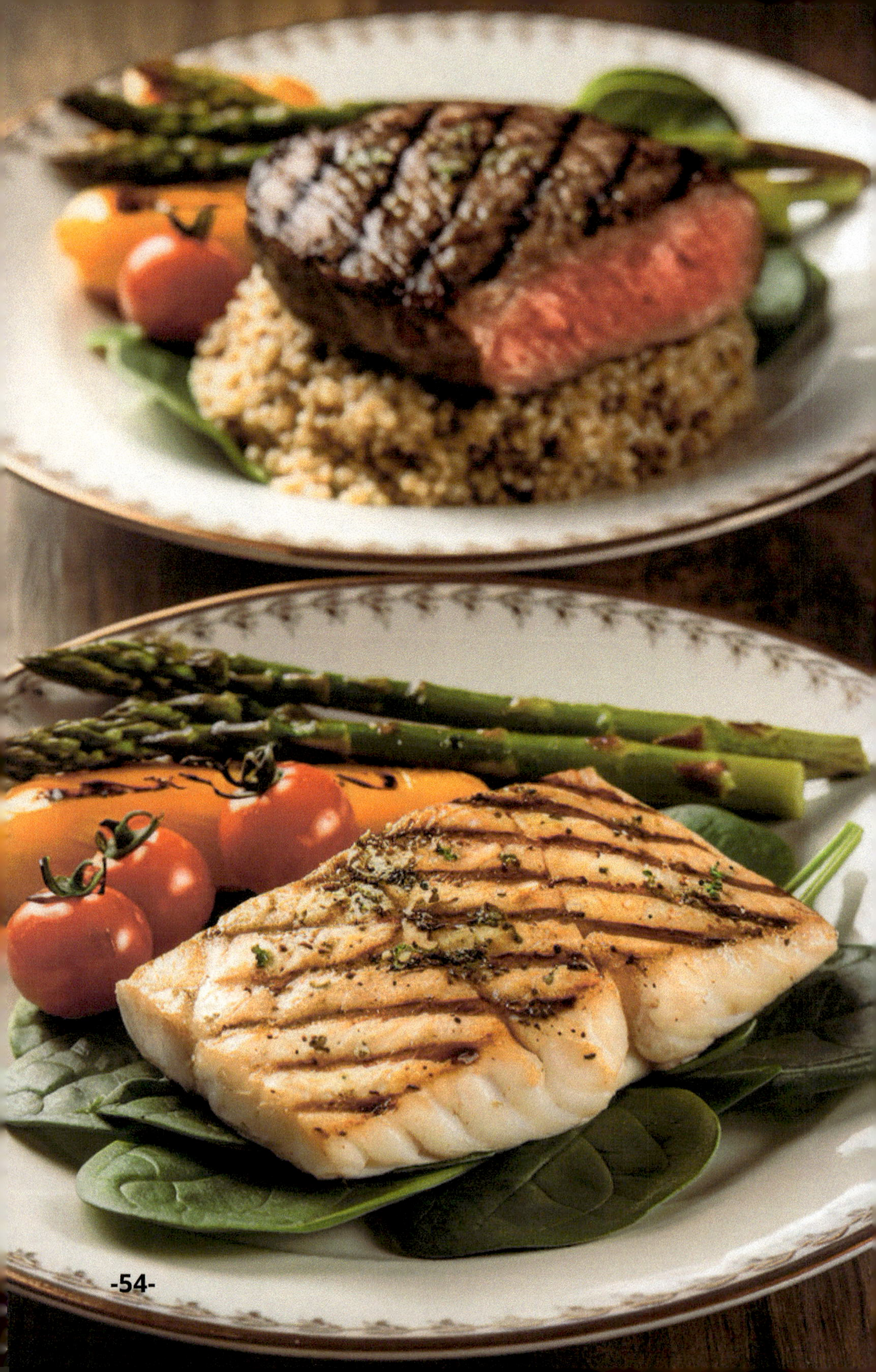

Hauptgerichte

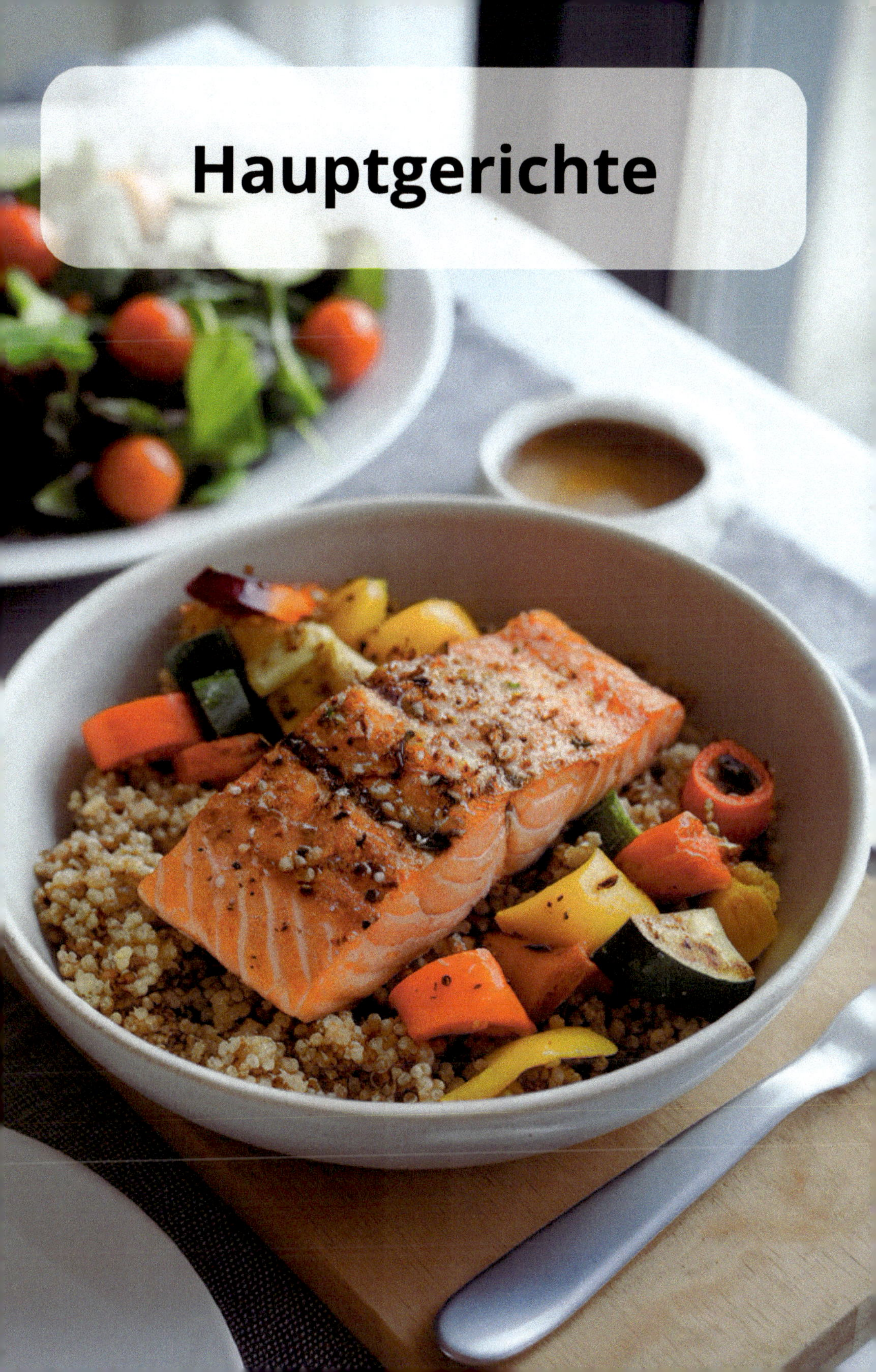

LACHSFILET MIT QUINOA & BROKKOLI

25 Minuten

2 Portionen

Zutaten

- 2 Lachsfilets (à 150 g)
- 100 g Quinoa
- 200 g Brokkoli
- 1 EL Olivenöl
- Salz & Pfeffer
- Zitrone

So geht's

1. Quinoa in einem feinen Sieb unter fließendem Wasser abspülen und in einem Topf mit 200 ml Wasser und einer Prise Salz zum Kochen bringen. Hitze reduzieren und 15 Minuten köcheln lassen, bis das Wasser aufgesogen ist.
2. Brokkoli in kleine Röschen teilen, in kochendem Wasser 4 Minuten blanchieren und abgießen. Mit kaltem Wasser abschrecken, damit die grüne Farbe erhalten bleibt.
3. Lachsfilets unter kaltem Wasser abspülen, trocken tupfen und mit Salz und Pfeffer würzen.
4. Eine Pfanne mit 1 EL Olivenöl erhitzen und die Lachsfilets bei mittlerer Hitze von jeder Seite 3–4 Minuten braten, bis sie leicht gebräunt und gar sind.
5. Quinoa auf zwei Teller verteilen, Brokkoli darauf anrichten und die Lachsfilets darauflegen. Mit etwas frischem Zitronensaft beträufeln und sofort servieren.

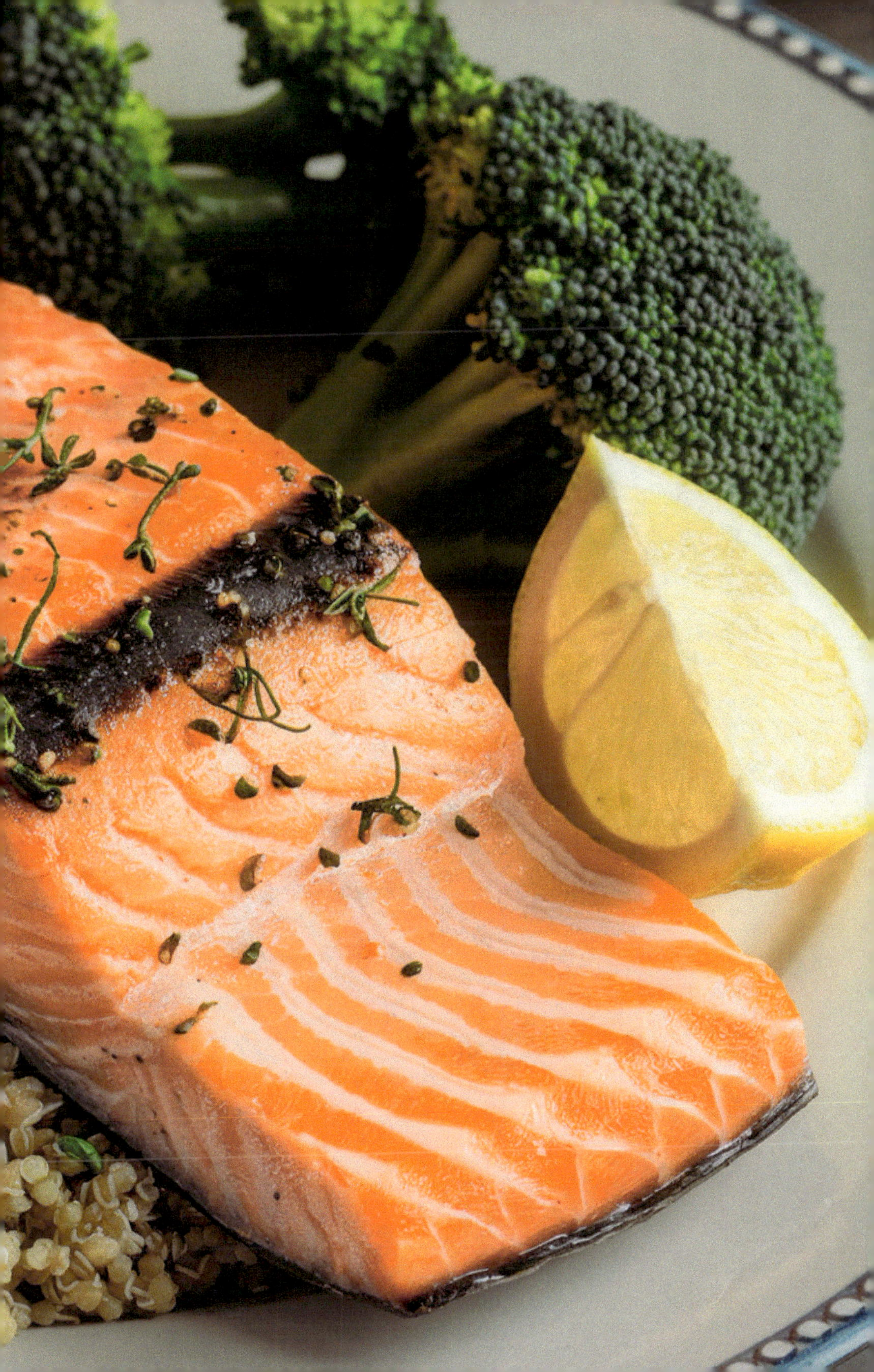

HÄHNCHENBRUST MIT OFENGEMÜSE

30 Minuten

2 Portionen

Zutaten

- 2 Hähnchenbrüste (à 150 g)
- 200 g Zucchini
- 150 g Paprika
- 1 Karotte
- 1 EL Olivenöl
- Salz & Kräuter

So geht's

1. Den Backofen auf 200 °C Ober- und Unterhitze vorheizen.
2. Zucchini, Paprika und Karotte waschen, putzen und in mundgerechte Stücke schneiden.
3. Das Gemüse in eine Schüssel geben, mit Olivenöl, Salz und Kräutern vermengen und gleichmäßig auf einem mit Backpapier ausgelegten Blech verteilen.
4. Die Hähnchenbrüste unter fließendem Wasser abspülen, trocken tupfen und mit etwas Salz sowie Kräutern würzen.
5. Das Fleisch auf das Blech neben das Gemüse legen.
6. Alles zusammen im vorgeheizten Ofen etwa 25–30 Minuten garen, bis die Hähnchenbrust durchgegart ist und das Gemüse leicht gebräunt und bissfest ist.
7. Vor dem Servieren das Fleisch kurz ruhen lassen und mit dem Gemüse auf Tellern anrichten.

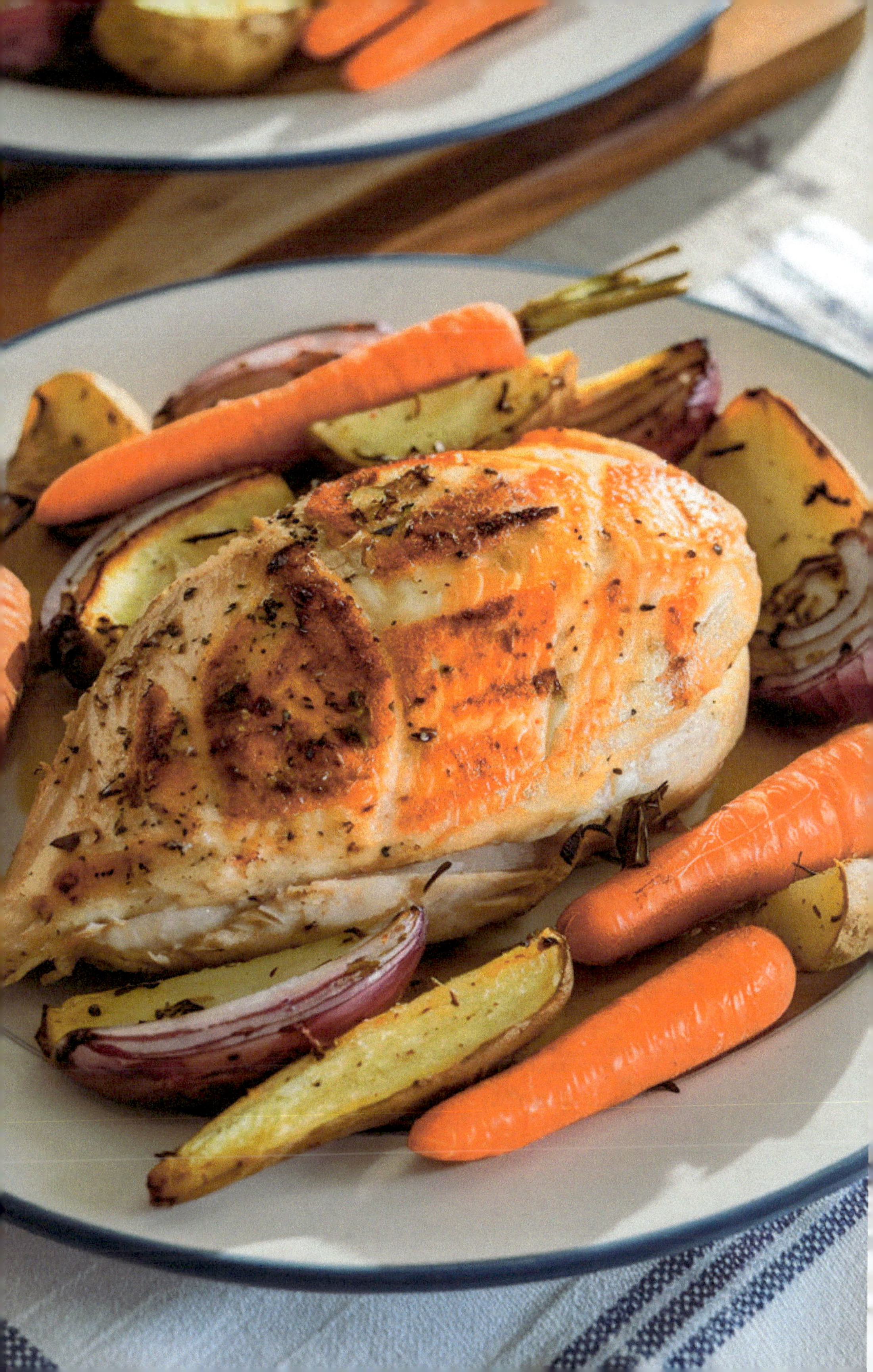

KICHERERBSEN-CURRY MIT SPINAT

20 Minuten

2 Portionen

Zutaten

- 200 g Kichererbsen (gekocht)
- 100 g frischer Spinat
- 200 ml Kokosmilch
- 1 TL Currypulver
- 1 Zwiebel Salz & Pfeffer

So geht's

1. Zwiebel schälen und fein würfeln.
2. Kokosöl oder Olivenöl in einem Topf erhitzen und die Zwiebelwürfel darin 2–3 Minuten glasig dünsten.
3. Currypulver hinzugeben und kurz unter Rühren anrösten, bis es duftet.
4. Die Kichererbsen abspülen und zusammen mit der Kokosmilch in den Topf geben.
5. Alles aufkochen lassen, anschließend die Hitze reduzieren und 10 Minuten leicht köcheln lassen, damit sich die Aromen verbinden.
6. Den frischen Spinat waschen, grob hacken und in den Topf geben.
7. Curry weitere 2–3 Minuten köcheln lassen, bis der Spinat zusammenfällt.
8. Mit Salz und Pfeffer abschmecken und sofort servieren.

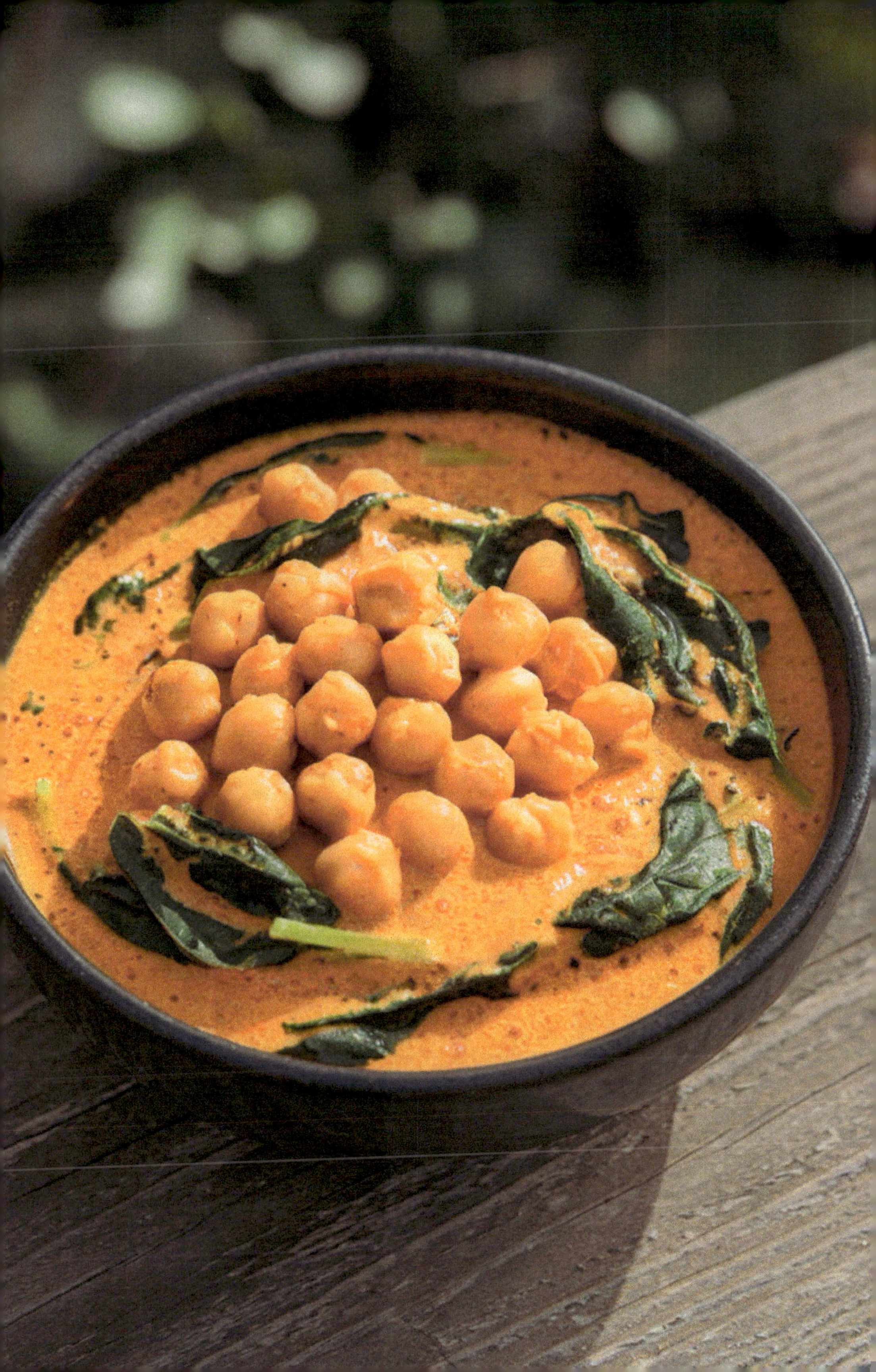

TOFU-GEMÜSE-WOK MIT SESAM

15 Minuten

2 Portionen

Zutaten

- 200 g Tofu
- 150 g Brokkoli
- 100 g Paprika
- 1 Karotte
- 1 EL Sesamöl
- 1 EL Sojasauce

So geht's

1. Den Tofu in Würfel schneiden und in einer Schüssel mit der Sojasauce vermengen.
2. Den Brokkoli in kleine Röschen teilen, Paprika entkernen und in Streifen schneiden, Karotte schälen und in feine Scheiben schneiden.
3. Das Sesamöl in einer großen Pfanne oder einem Wok erhitzen.
4. Den Tofu darin bei mittlerer Hitze rundum goldbraun anbraten, dann aus der Pfanne nehmen und beiseitestellen.
5. Das vorbereitete Gemüse in den Wok geben und unter Rühren 5–6 Minuten bissfest garen.
6. Den Tofu zurück in die Pfanne geben, alles gut vermengen und kurz weiter erhitzen.
7. Mit Salz und Pfeffer abschmecken und sofort servieren.

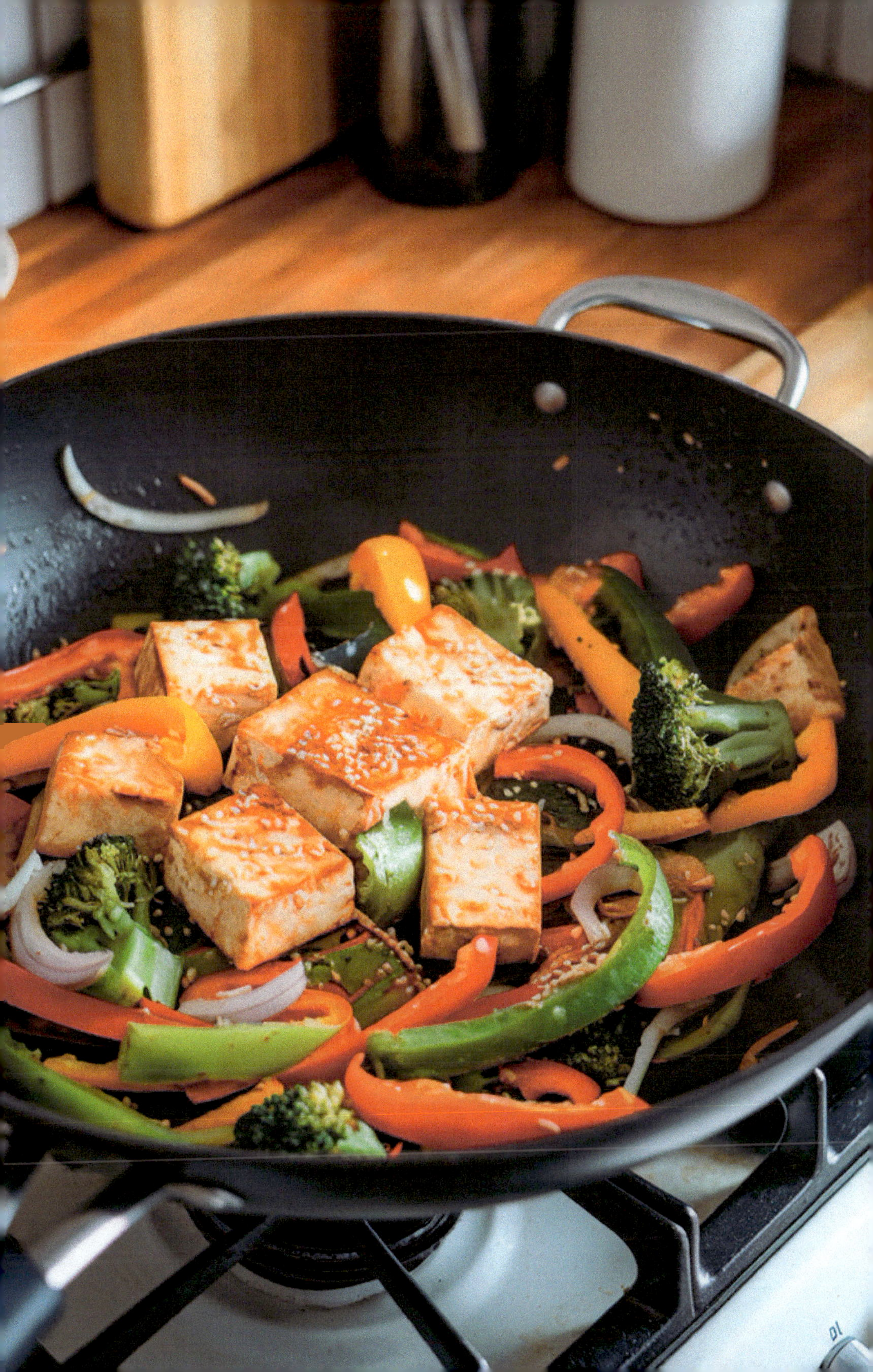

PASTA MIT AVOCADO-PESTO

20 Minuten

2 Portionen

Zutaten

- 200 g Vollkornpasta
- 1 Avocado
- 30 g Basilikum
- 30 g Parmesan
- 30 g Pinienkerne
- 2 EL Olivenöl

So geht's

1. Die Vollkornpasta nach Packungsanweisung in leicht gesalzenem Wasser kochen, bis sie al dente ist.
2. Währenddessen die Avocado halbieren, den Kern entfernen und das Fruchtfleisch in einen Mixer geben.
3. Basilikum, Parmesan, Pinienkerne und Olivenöl hinzufügen und alles zu einem cremigen Pesto pürieren.
4. Mit Salz und Pfeffer abschmecken, bei Bedarf etwas Nudelwasser zufügen, um die gewünschte Konsistenz zu erreichen.
5. Die fertig gegarte Pasta abgießen, kurz abtropfen lassen und zurück in den Topf geben.
6. Das Avocado-Pesto über die noch warme Pasta geben und gründlich vermengen, damit sich das Pesto gleichmäßig verteilt.
7. Die Pasta sofort auf Tellern anrichten und direkt servieren, optional mit einigen frischen Basilikumblättern und zusätzlichen Pinienkernen bestreuen.

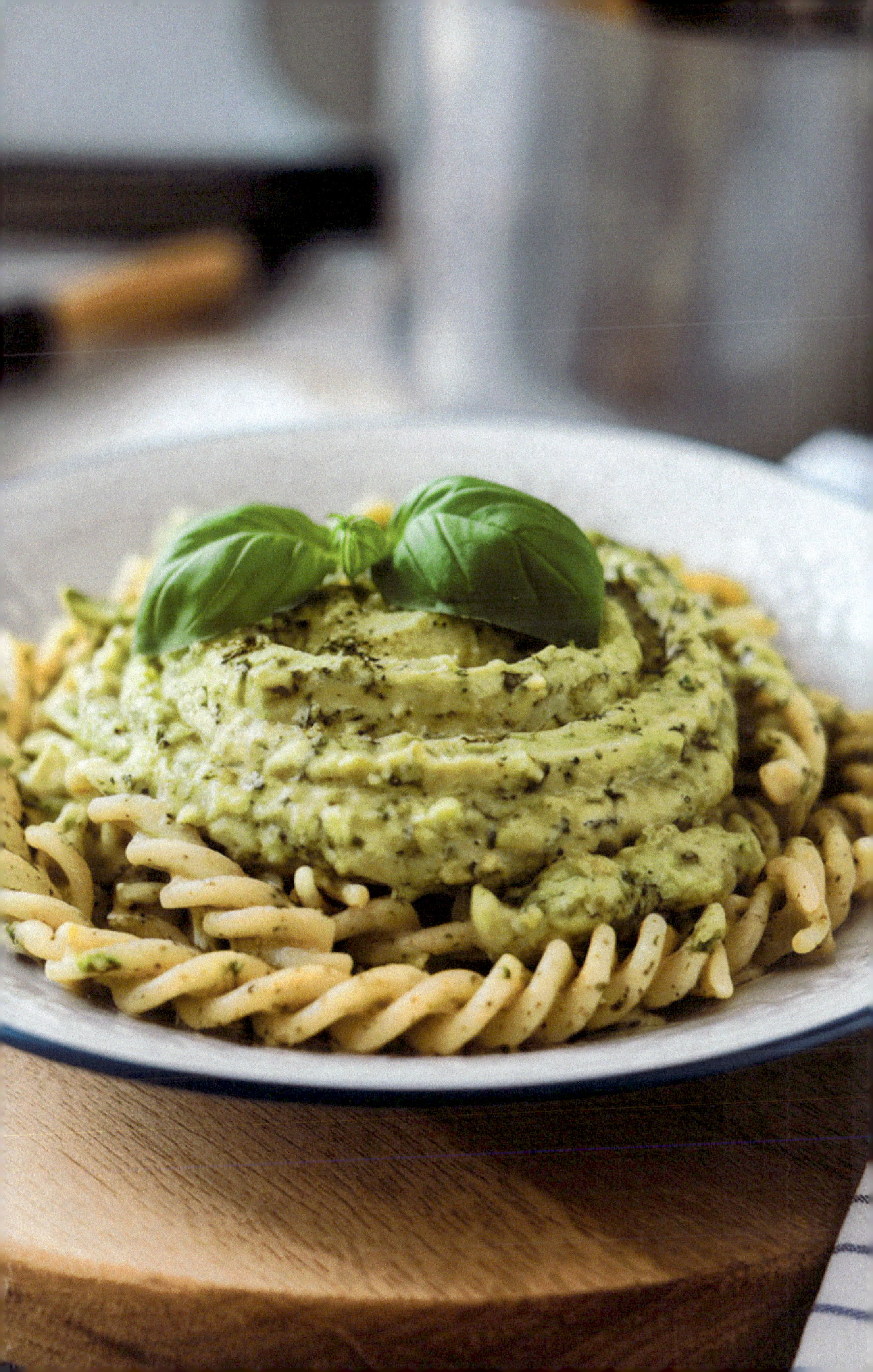

ZUCCHINI-LASAGNE

35 Minuten

2 Portionen

Zutaten

- 2 Zucchini
- 200 g passierte Tomaten
- 100 g Mozzarella
- 50 g Parmesan
- 1 EL Olivenöl
- Kräuter

So geht's

1. Die Zucchini waschen und längs in dünne Scheiben schneiden.
2. Den Backofen auf 180 °C Umluft vorheizen.
3. Die passierten Tomaten in eine Schüssel geben, mit Salz, Pfeffer und Kräutern abschmecken und gut verrühren.
4. Eine kleine Auflaufform mit Olivenöl einpinseln und den Boden mit einer dünnen Schicht Tomatensauce bestreichen.
5. Eine Lage Zucchinischeiben in die Form legen, erneut etwas Tomatensauce darüber verteilen und mit Mozzarella bestreuen.
6. Vorgang wiederholen, bis alle Zutaten aufgebraucht sind, und mit Parmesan abschließen.
7. Die Lasagne im Ofen etwa 30 Minuten backen, bis der Käse goldbraun ist.
8. Vor dem Servieren 5 Minuten ruhen lassen, damit sich die Schichten setzen können.

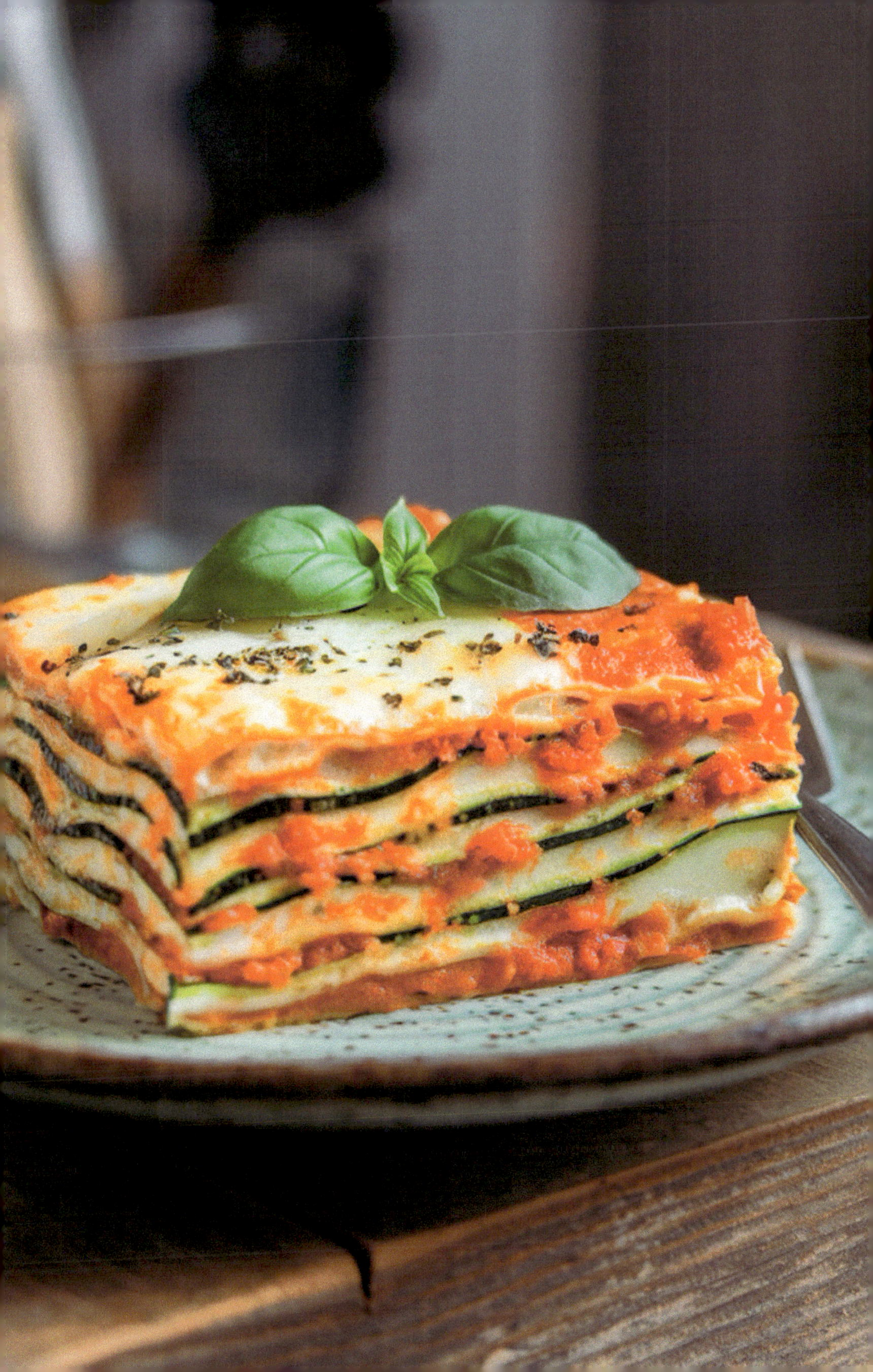

SÜSSKARTOFFEL-KICHERERBSEN-BOWL

25 Minuten

2 Portionen

Zutaten

- 200 g Süßkartoffeln
- 150 g Kichererbsen (gekocht)
- 100 g Babyspinat
- 50 g Feta
- 1 EL Olivenöl
- Kräuter

So geht's

1. Die Süßkartoffeln schälen und in kleine Würfel schneiden. In einem Topf mit Wasser etwa 10 Minuten kochen, bis sie weich, aber noch bissfest sind.
2. In der Zwischenzeit die Kichererbsen abspülen und abtropfen lassen.
3. Den Babyspinat waschen und trocken schütteln.
4. Die gekochten Süßkartoffeln abgießen und in einer Schüssel mit den Kichererbsen und dem Babyspinat vermengen.
5. Das Olivenöl darüber träufeln und alles vorsichtig mischen.
6. Den Feta zerbröseln und über die Bowl streuen.
7. Mit frischen Kräutern nach Wahl bestreuen und direkt servieren.

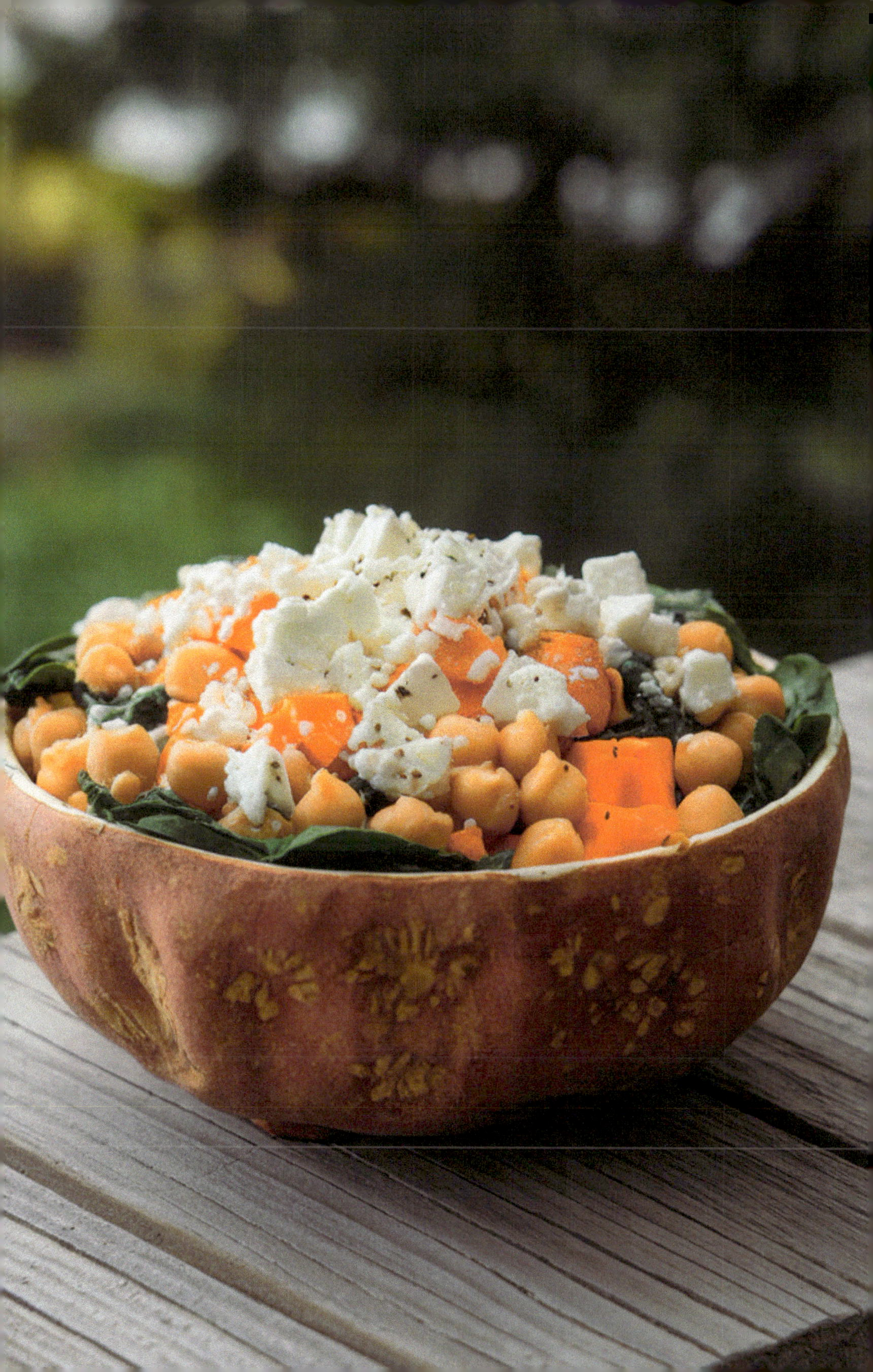

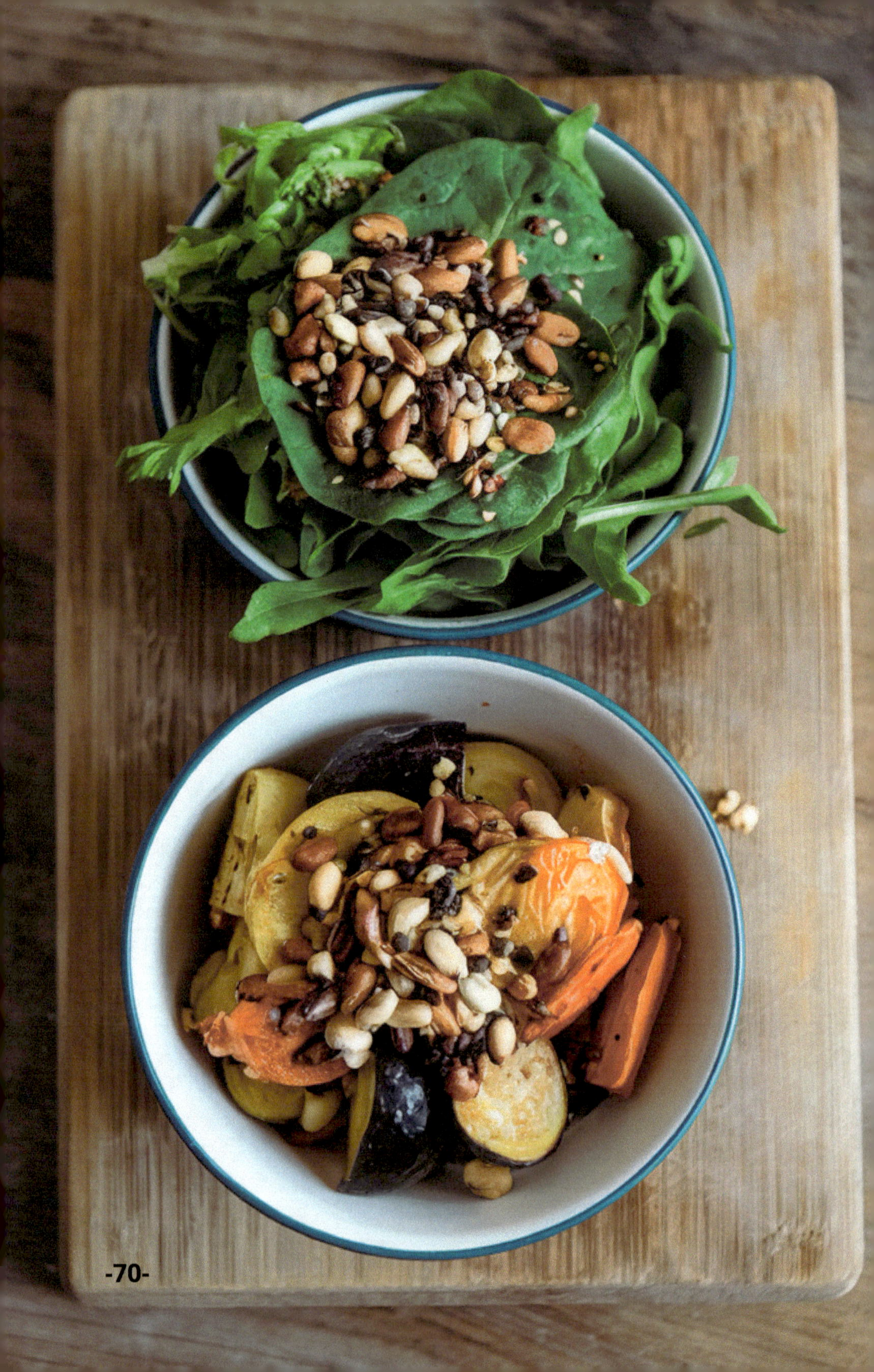

Beilagen

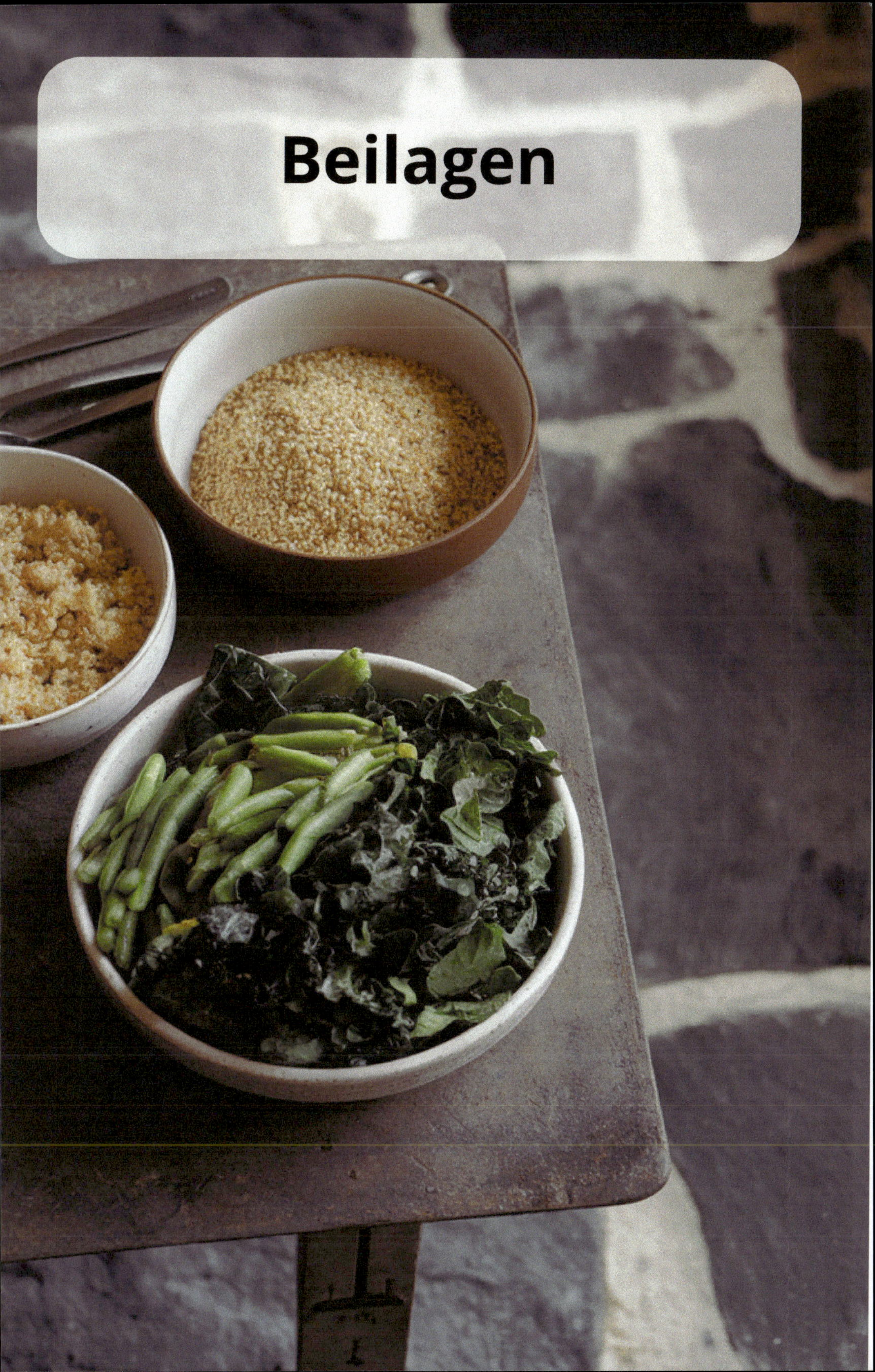

QUINOA-SALAT MIT SPINAT & MANDELN

15 Minuten

2 Portionen

Zutaten

- 100 g Quinoa
- 50 g frischer Spinat
- 30 g Mandeln
- 1 EL Olivenöl
- 1 TL Zitronensaft
- Salz & Pfeffer

So geht's

1. Quinoa unter fließendem Wasser in einem feinen Sieb abspülen, um Bitterstoffe zu entfernen.
2. 200 ml Wasser in einem kleinen Topf zum Kochen bringen, Quinoa hineingeben, kurz aufkochen lassen und dann bei niedriger Hitze zugedeckt 12 Minuten köcheln lassen, bis die Körner weich sind und das Wasser aufgenommen haben.
3. Währenddessen den frischen Spinat gründlich waschen und trocken schütteln. Mandeln grob hacken.
4. Den gegarten Quinoa in eine Schüssel geben und etwas abkühlen lassen.
5. Spinat unter den Quinoa mischen und Olivenöl sowie Zitronensaft hinzufügen. Mit Salz und Pfeffer abschmecken.
6. Zum Schluss die gehackten Mandeln unterheben oder als Topping darüberstreuen und sofort servieren.

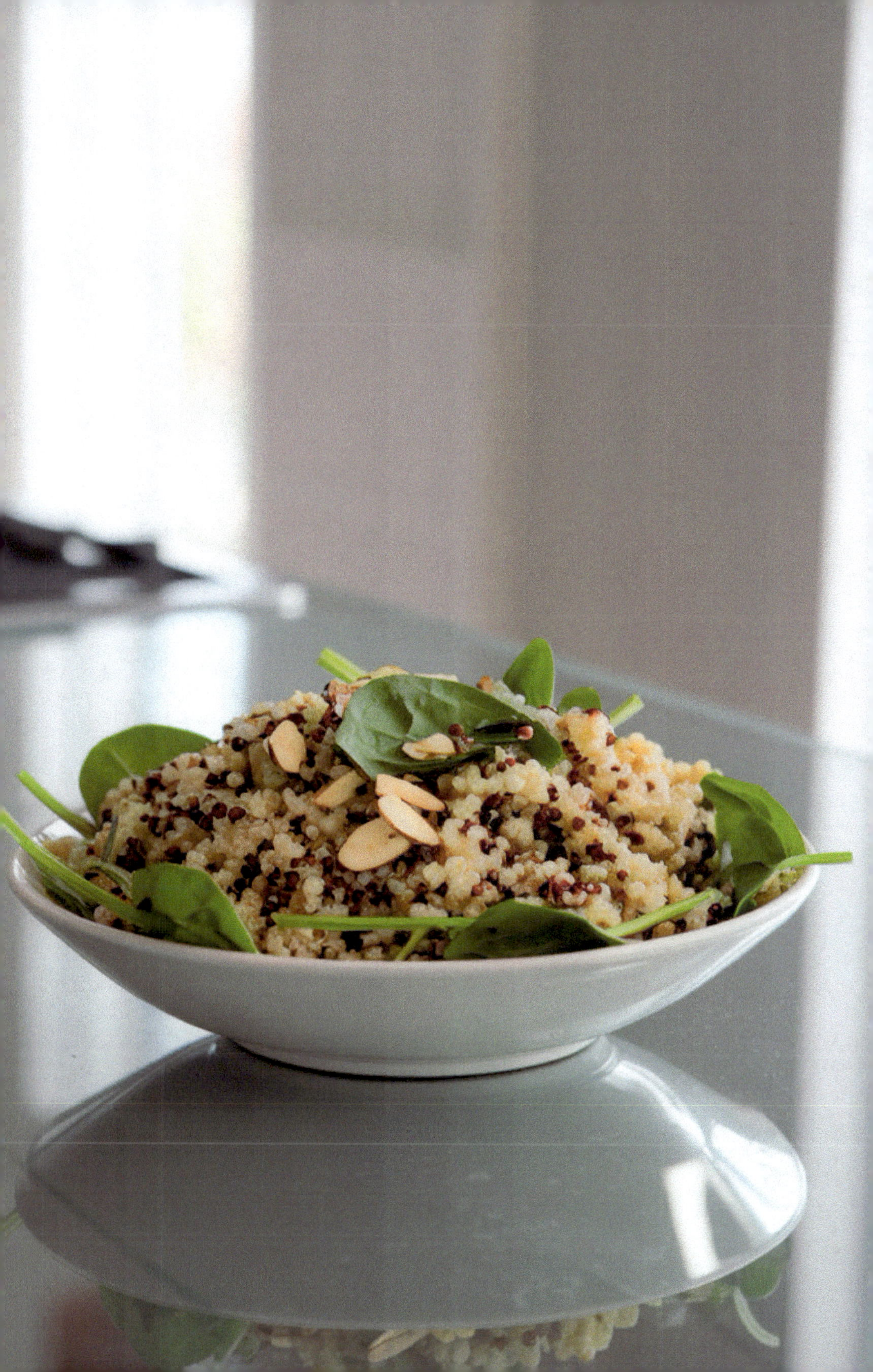

HIRSE MIT ZUCCHINI & KRÄUTERN

20 Minuten

2 Portionen

Zutaten

- 100 g Hirse
- 100 g Zucchini
- 1 EL Olivenöl
- Frische Kräuter
- Salz & Pfeffer

So geht's

1. Die Hirse in einem feinen Sieb gründlich mit kaltem Wasser abspülen, um Bitterstoffe zu entfernen.
2. 300 ml Wasser in einem Topf zum Kochen bringen, die Hirse hinzufügen und bei mittlerer Hitze etwa 10 Minuten köcheln lassen, bis sie weich ist und das Wasser aufgesogen wurde. Danach vom Herd nehmen und fünf Minuten quellen lassen.
3. Währenddessen die Zucchini waschen, die Enden abschneiden und in kleine Würfel schneiden.
4. In einer Pfanne das Olivenöl erhitzen und die Zucchiniwürfel darin fünf Minuten bei mittlerer Hitze anbraten, bis sie leicht gebräunt und bissfest sind.
5. Frische Kräuter fein hacken und zu den Zucchini geben.
6. Die gegarte Hirse in die Pfanne geben und alles gut vermengen.
7. Mit Salz und Pfeffer abschmecken und direkt servieren.

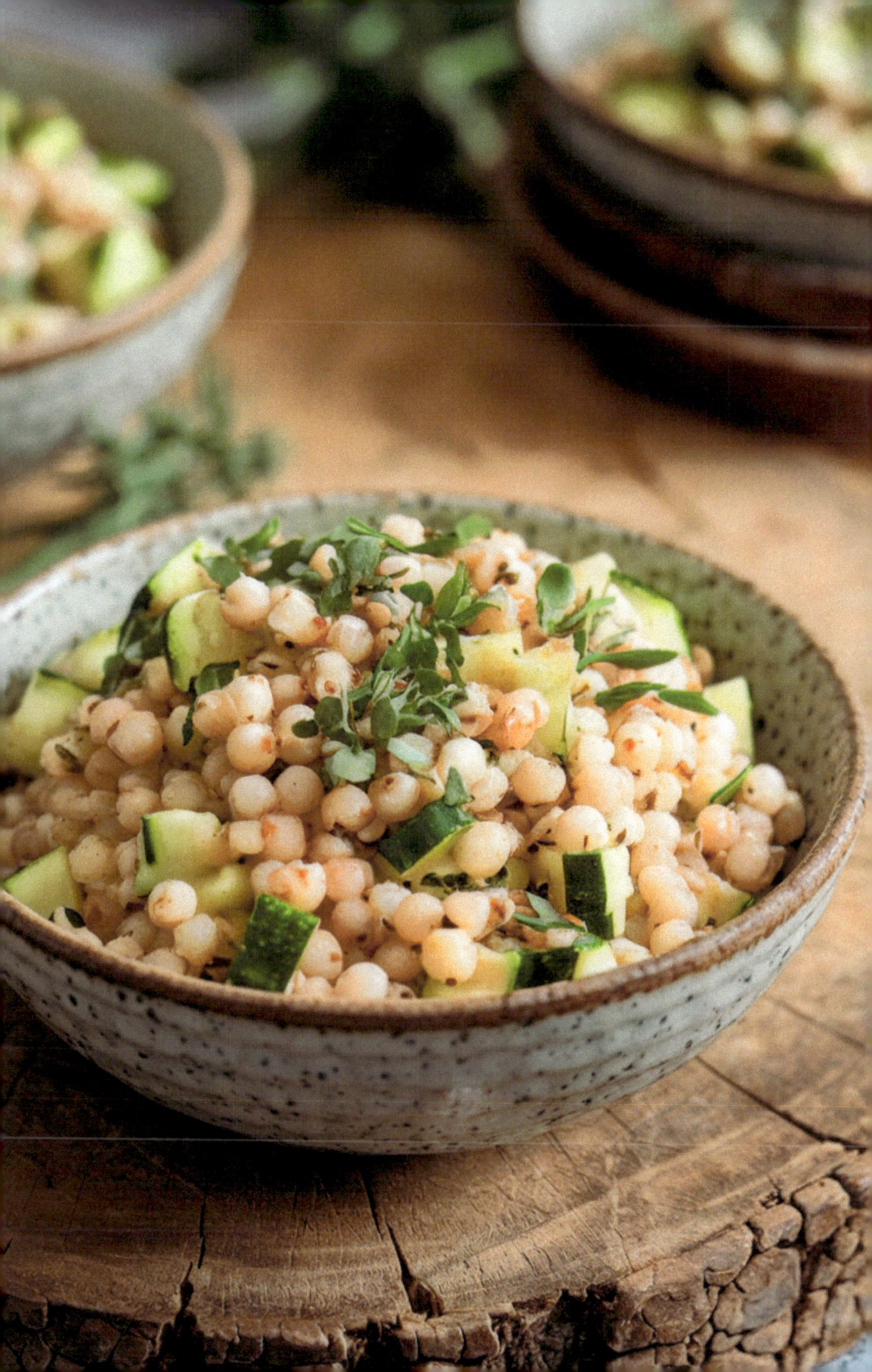

SÜSSKARTOFFEL-WEDGES MIT SESAM

25 Minuten

2 Portionen

Zutaten

- 300 g Süßkartoffeln
- 1 EL Olivenöl
- 1 TL Sesam
- Salz & Pfeffer

So geht's

1. Die Süßkartoffeln gründlich waschen und in gleichmäßige Spalten schneiden, damit sie gleichmäßig garen.
2. Den Backofen auf 200 Grad Ober- und Unterhitze vorheizen, um eine gleichmäßige Röstung zu erreichen.
3. Die Süßkartoffelspalten in eine große Schüssel geben und mit Olivenöl, Sesam, Salz und Pfeffer vermengen, bis alle Stücke gleichmäßig überzogen sind.
4. Ein Backblech mit Backpapier auslegen und die Spalten gleichmäßig darauf verteilen, sodass sie sich nicht überlappen.
5. Das Backblech in den vorgeheizten Ofen schieben und die Süßkartoffeln 20 bis 25 Minuten rösten, bis sie außen knusprig und innen weich sind.
6. Nach der Hälfte der Garzeit die Spalten einmal wenden, damit sie von beiden Seiten gleichmäßig bräunen.
7. Nach Ende der Backzeit aus dem Ofen nehmen, kurz abkühlen lassen und direkt servieren.

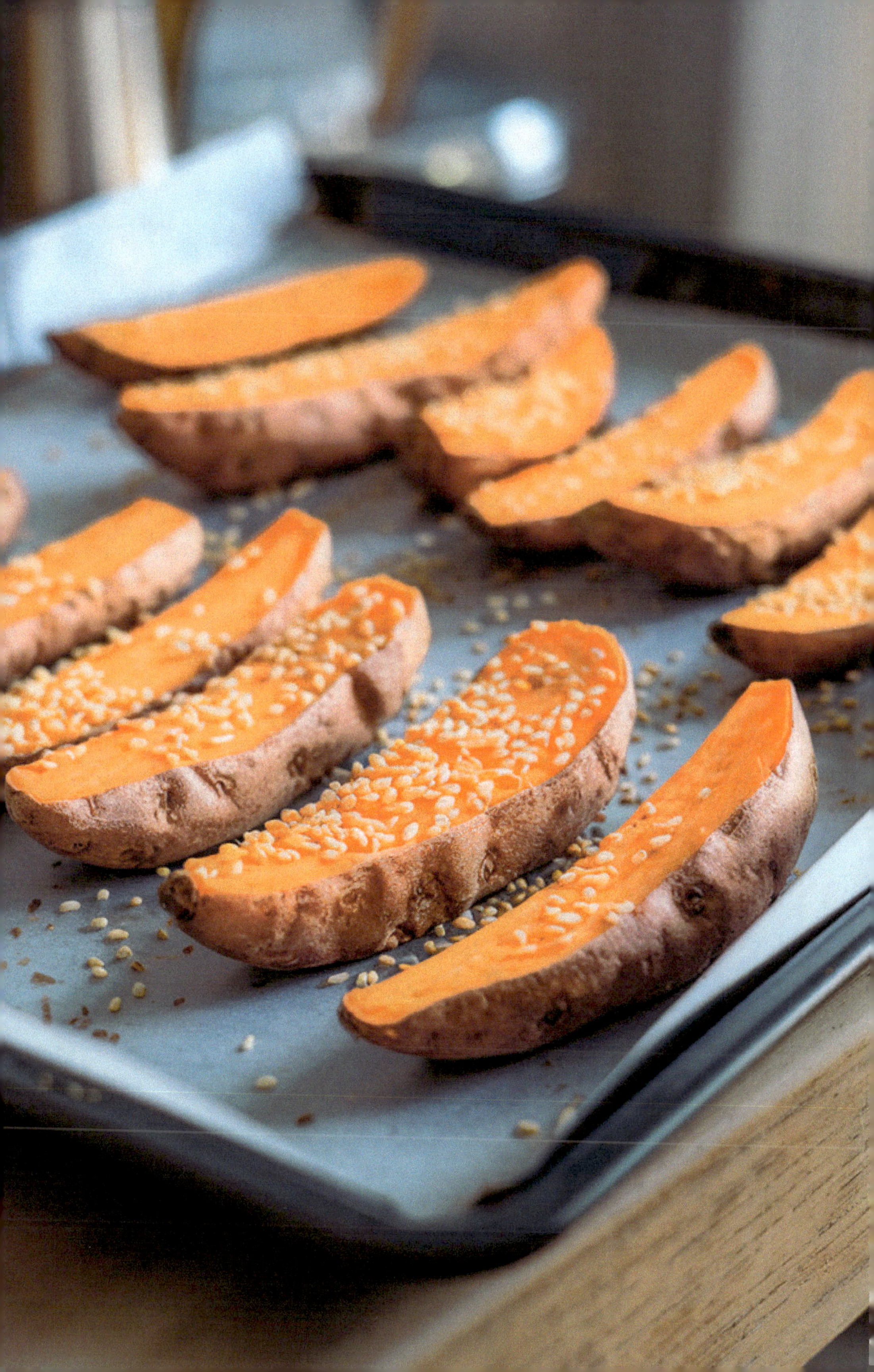

BROKKOLI MIT MANDELSPLITTERN

10 Minuten

2 Portionen

Zutaten

- 200 g Brokkoli
- 20 g Mandelsplitter
- 1 TL Olivenöl
- Salz & Pfeffer

So geht's

1. Den Brokkoli waschen und in kleine Röschen teilen.
2. Einen Topf mit leicht gesalzenem Wasser zum Kochen bringen und den Brokkoli darin 4–5 Minuten blanchieren, bis er bissfest ist.
3. In der Zwischenzeit die Mandelsplitter in einer beschichteten Pfanne ohne Öl bei mittlerer Hitze 2–3 Minuten rösten, bis sie leicht goldbraun sind, dann beiseitestellen.
4. Den Brokkoli abgießen, gut abtropfen lassen und in einer Schüssel mit dem Olivenöl vermengen.
5. Mit Salz und Pfeffer abschmecken und die gerösteten Mandelsplitter darüberstreuen.
6. Sofort servieren, damit der Brokkoli warm und knackig bleibt.

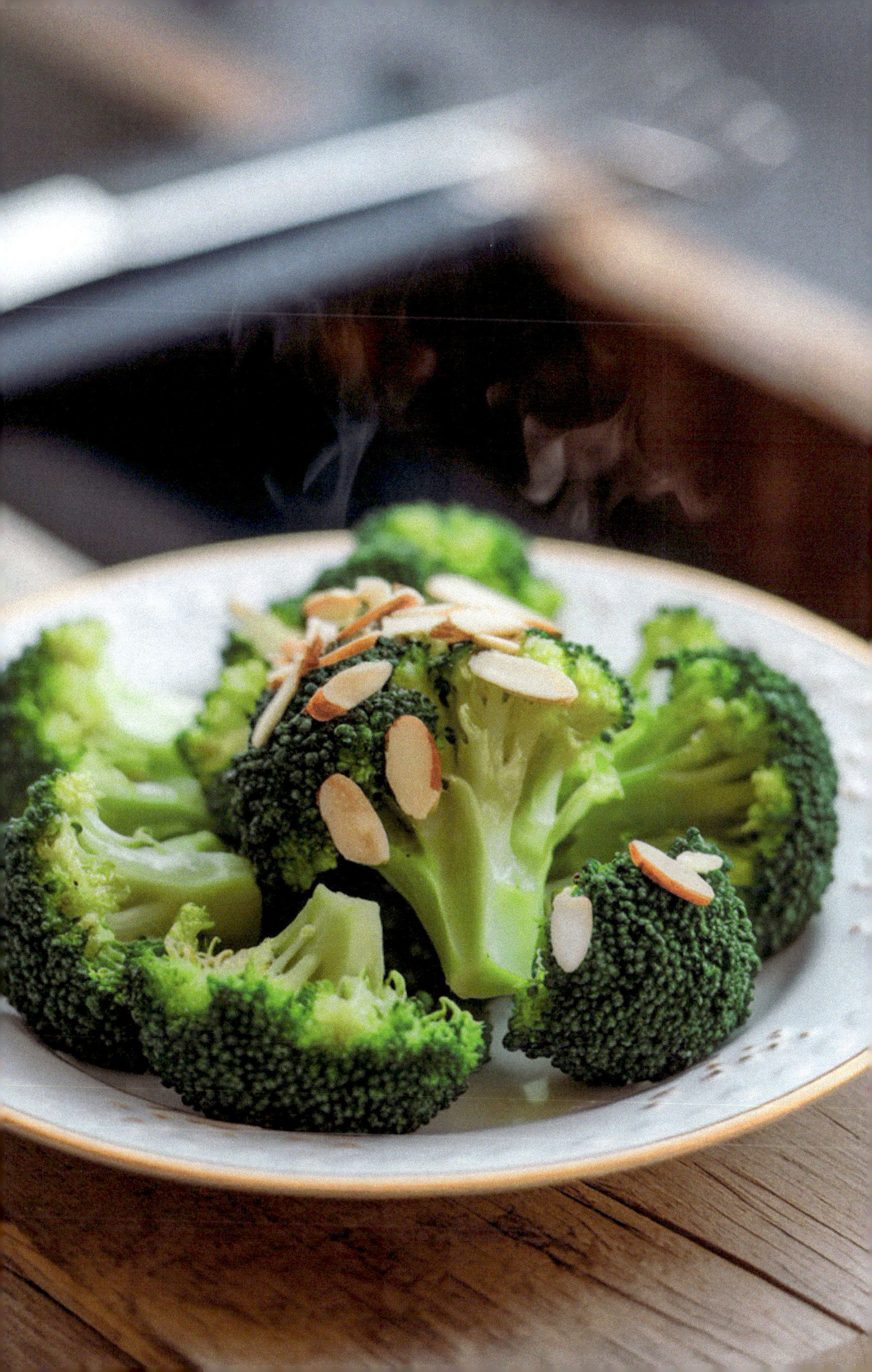

OFENGERÖSTETER ROSENKOHL MIT WALNÜSSEN

20 Minuten

2 Portionen

Zutaten

- 200 g Rosenkohl
- 30 g Walnüsse
- 1 EL Olivenöl
- Salz & Pfeffer

So geht's

1. Rosenkohl putzen, waschen und halbieren.
2. Walnüsse grob hacken und beiseitestellen.
3. Den Backofen auf 200 Grad Ober- und Unterhitze vorheizen.
4. Rosenkohl in einer Schüssel mit Olivenöl, Salz und Pfeffer vermischen, sodass alle Hälften gleichmäßig bedeckt sind.
5. Ein Backblech mit Backpapier auslegen und den Rosenkohl darauf verteilen, sodass die Schnittflächen nach unten zeigen.
6. Den Rosenkohl auf mittlerer Schiene etwa 15 Minuten rösten, bis er leicht gebräunt und innen weich ist.
7. Nach 15 Minuten die gehackten Walnüsse über den Rosenkohl streuen und weitere 5 Minuten rösten, bis die Nüsse duften und leicht gebräunt sind.
8. Aus dem Ofen nehmen, kurz abkühlen lassen und sofort servieren.

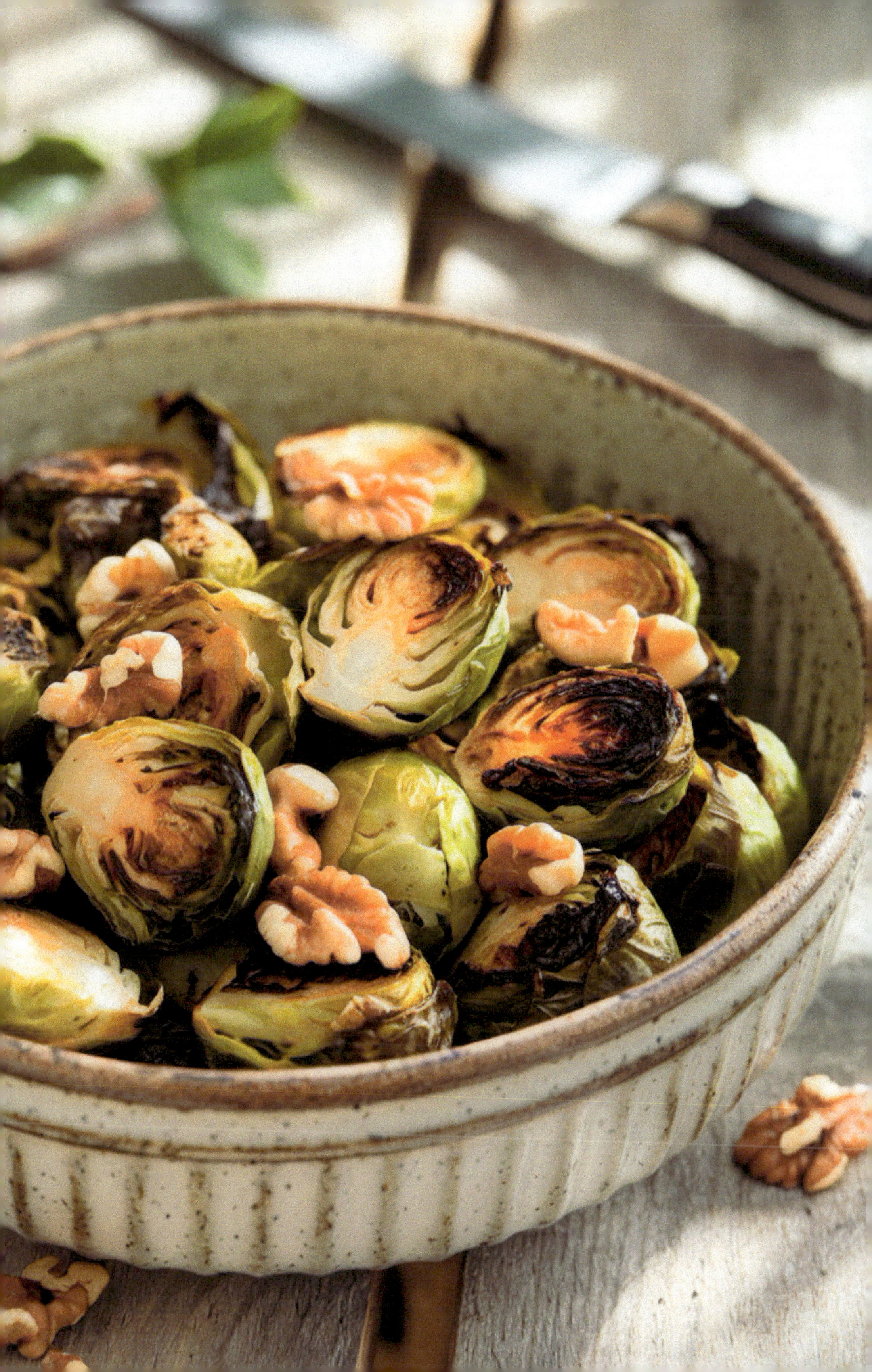

KICHERERBSEN-SALAT MIT GURKE & PETERSILIE

10 Minuten

2 Portionen

Zutaten

- 150 g Kichererbsen (gekocht)
- 50 g Gurke
- Frische Petersilie
- 1 EL Olivenöl
- 1 TL Zitronensaft
- Salz & Pfeffer

So geht's

1. Die Kichererbsen in ein Sieb geben, abspülen und gut abtropfen lassen.
2. Die Gurke waschen und in kleine Würfel schneiden.
3. Die Petersilie waschen, trocken schütteln und fein hacken.
4. In einer Schüssel die Kichererbsen mit den Gurkenwürfeln und der Petersilie mischen.
5. Das Olivenöl und den Zitronensaft darübergeben, mit Salz und Pfeffer würzen und alles gründlich vermengen.
6. Den Salat kurz ziehen lassen und auf zwei Schalen verteilen.

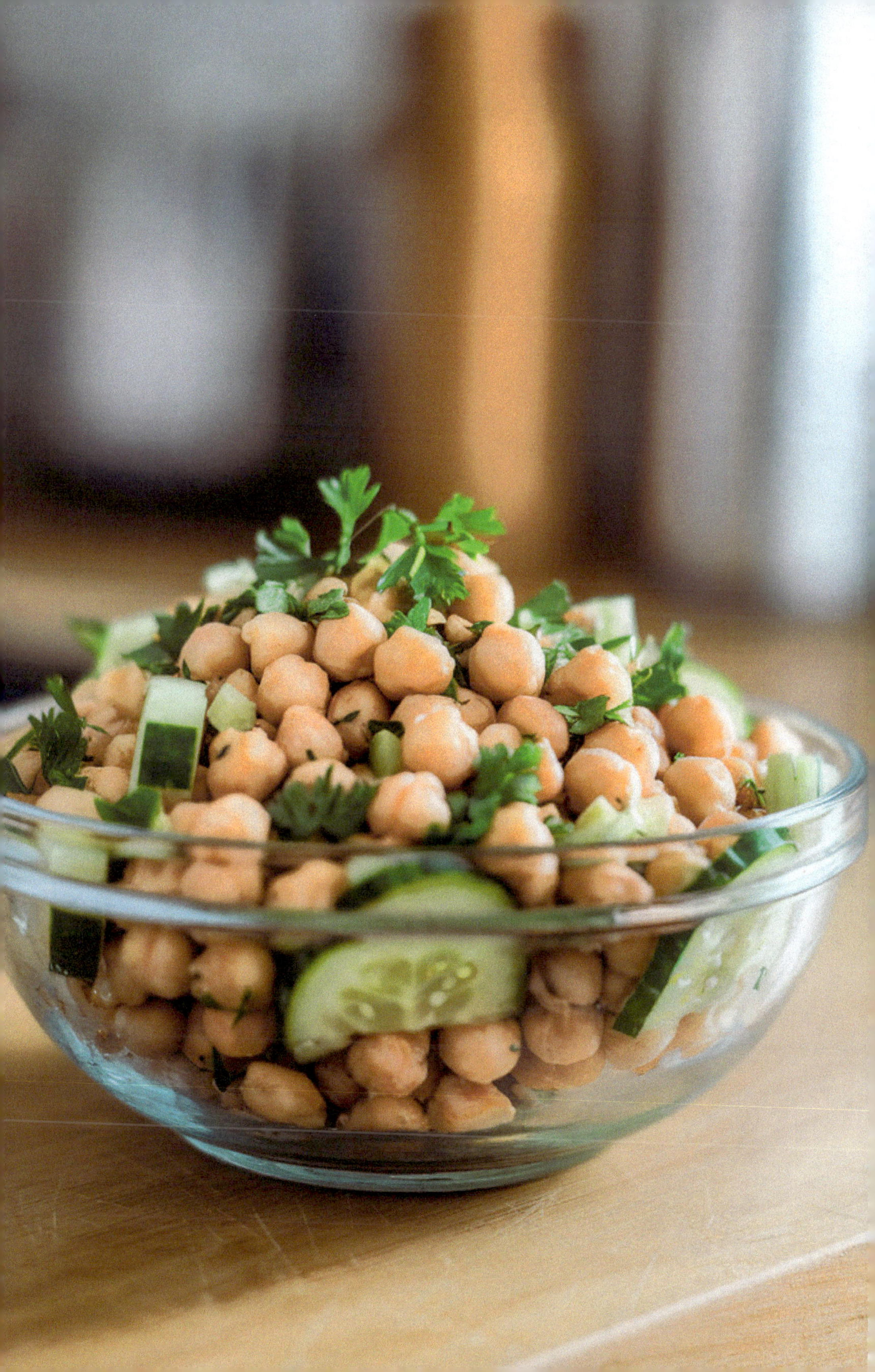

VOLLKORNREIS MIT SPINAT & PINIENKERNEN

25 Minuten

2 Portionen

Zutaten

- 100 g Vollkornreis
- 50 g frischer Spinat
- 20 g Pinienkerne
- 1 EL Olivenöl
- Salz & Pfeffer

So geht's

1. Vollkornreis in einem Sieb unter fließendem Wasser abspülen, um überschüssige Stärke zu entfernen.
2. 250 ml Wasser in einem Topf zum Kochen bringen, den Reis hinzufügen, eine Prise Salz dazugeben und bei niedriger Hitze etwa 20 Minuten köcheln lassen, bis das Wasser aufgesogen ist und der Reis gar ist.
3. Während der Reis kocht, den Spinat gründlich waschen und abtropfen lassen.
4. In einer Pfanne das Olivenöl erhitzen und den Spinat darin kurz anbraten, bis er zusammenfällt, dabei leicht salzen und pfeffern.
5. Die Pinienkerne in einer kleinen Pfanne ohne Fett bei mittlerer Hitze goldbraun rösten und beiseitestellen.
6. Den gegarten Reis mit dem Spinat in der Pfanne vermengen und kurz erwärmen, damit sich die Aromen verbinden.
7. Mit den gerösteten Pinienkernen bestreuen, auf zwei Schalen verteilen und sofort servieren.

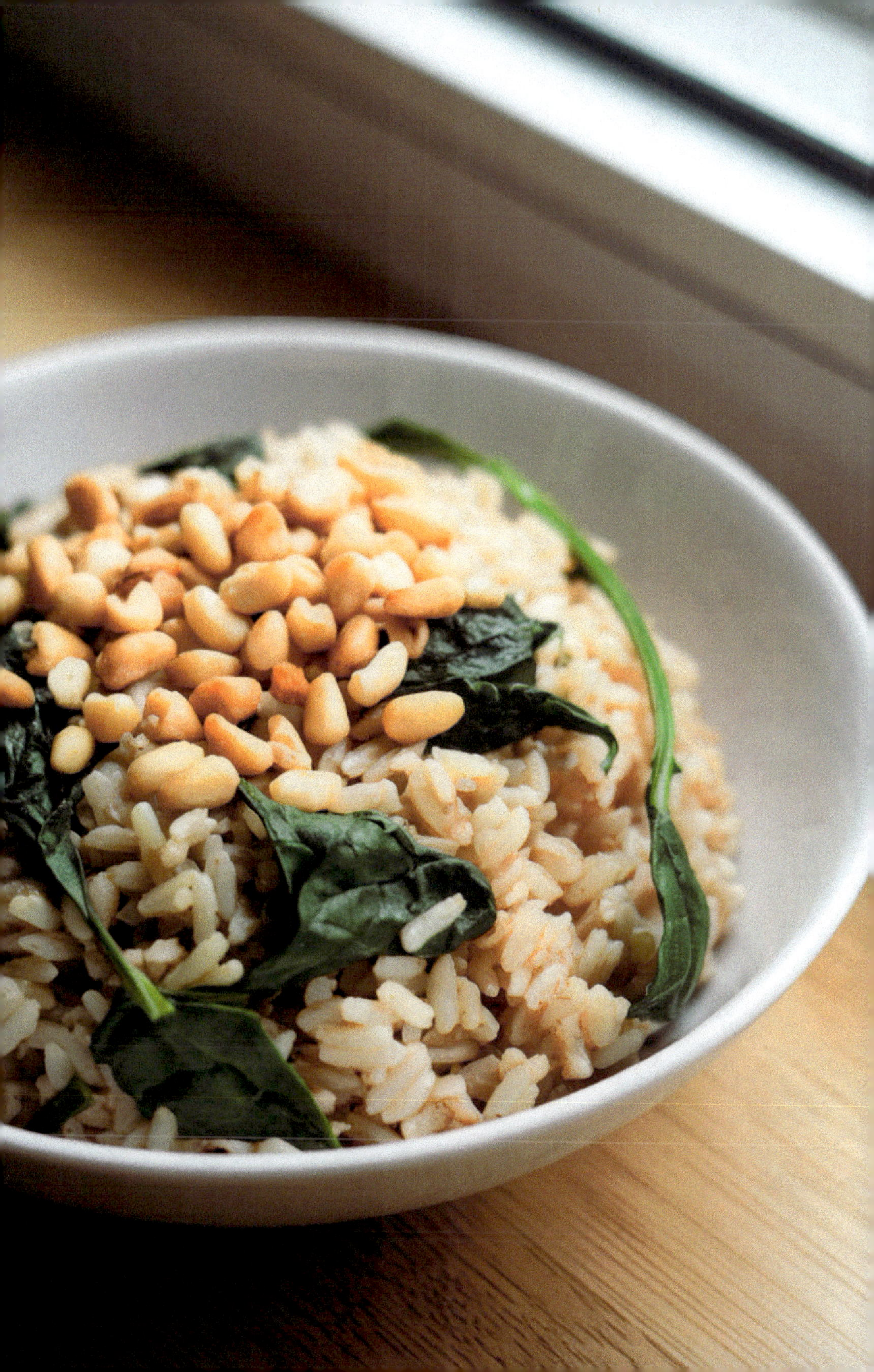

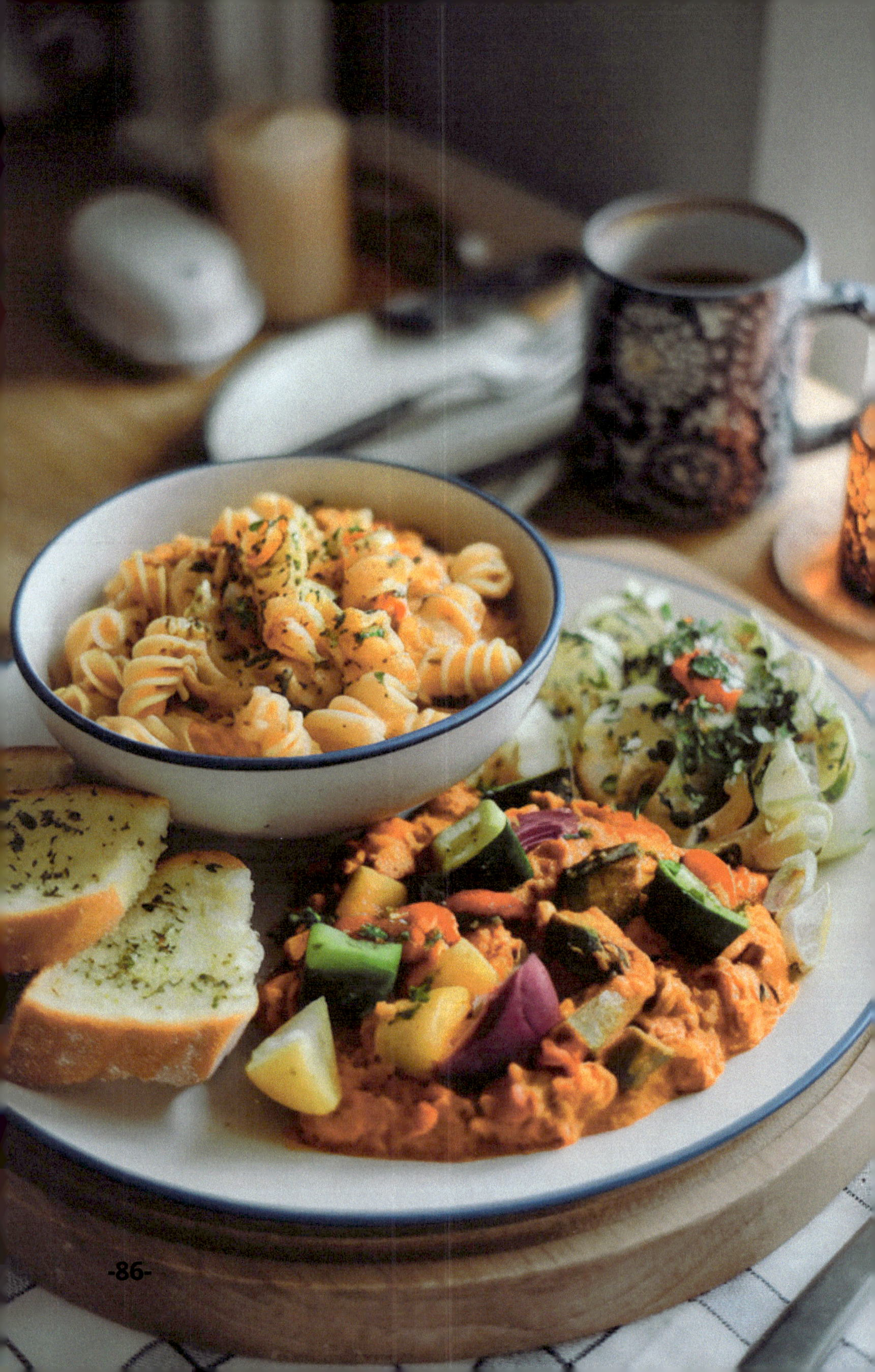

Vegetarisches

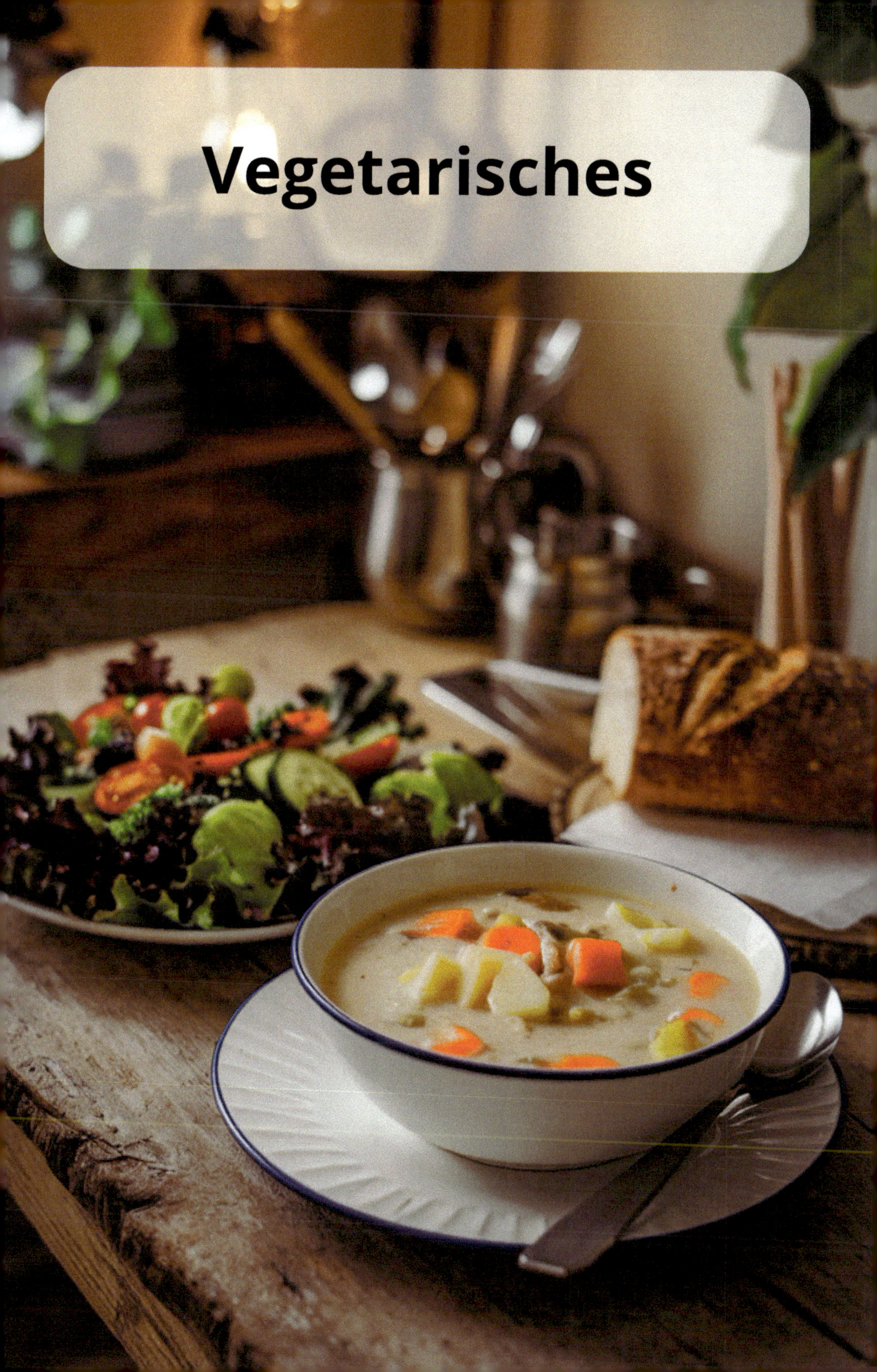

GEMÜSE-LASAGNE MIT SPINAT UND RICOTTA

40 Minuten

2 Portionen

Zutaten

- 6 Lasagneblätter
- 200 g frischer Spinat
- 150 g Ricotta
- 200 g stückige Tomaten (Dose)
- 50 g Mozzarella
- 1 TL Olivenöl
- Salz & Pfeffer

So geht's

1. Spinat gründlich waschen und in einem Topf mit etwas Wasser kurz dünsten, bis er zusammenfällt, dann abgießen und abtropfen lassen.
2. Ricotta mit Salz und Pfeffer abschmecken und den abgekühlten Spinat untermischen.
3. Die stückigen Tomaten in einem Topf mit Olivenöl erhitzen, leicht köcheln lassen und mit Salz und Pfeffer würzen.
4. Eine kleine Auflaufform leicht einfetten und den Boden mit etwas Tomatensauce bedecken.
5. Zwei Lasagneblätter darauflegen, dann die Hälfte der Spinat-Ricotta-Mischung darauf verteilen und wieder etwas Tomatensauce darüber geben.
6. Erneut zwei Lasagneblätter auflegen, die restliche Ricotta-Spinat-Mischung verteilen und mit Tomatensauce abdecken.
7. Mit den letzten Lasagneblättern abschließen, die restliche Sauce darauf verteilen und mit Mozzarella bestreuen.
8. Im vorgeheizten Backofen bei 180 °C etwa 30 Minuten backen, bis der Käse goldbraun ist.
9. Vor dem Servieren fünf Minuten ruhen lassen

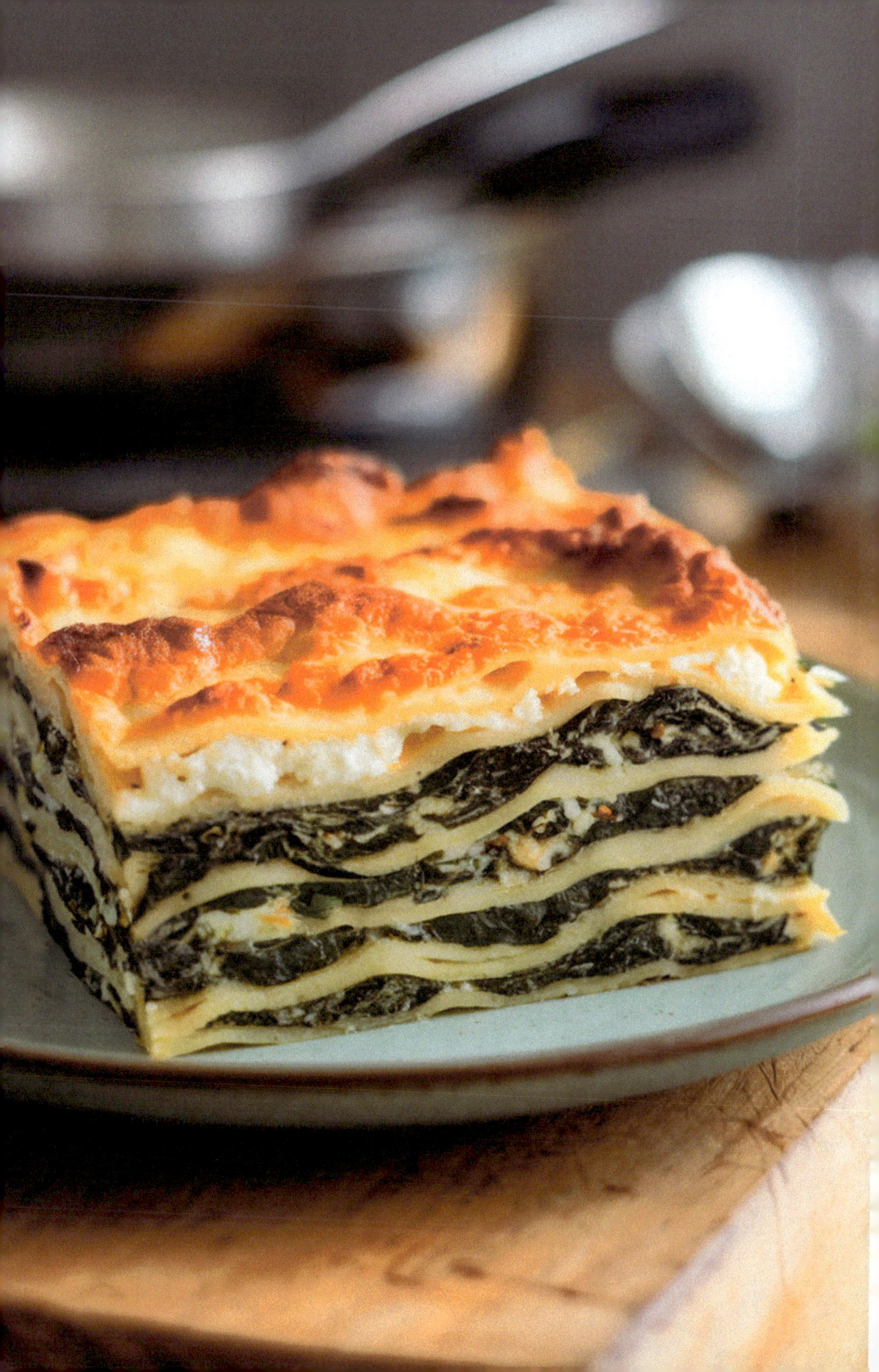

AUBERGINEN-CURRY MIT KOKOSMILCH

25 Minuten

2 Portionen

Zutaten

- 1 Aubergine
- 1 Zucchini
- 200 ml Kokosmilch
- 1 TL Currypulver
- 1 Zwiebel
- Salz & Pfeffer

So geht's

1. Aubergine und Zucchini waschen und in kleine Würfel schneiden.
2. Zwiebel schälen und fein hacken.
3. Einen Esslöffel Öl in einer Pfanne erhitzen und die Zwiebel darin bei mittlerer Hitze glasig anbraten.
4. Aubergine und Zucchini hinzufügen und etwa 5 Minuten anbraten, bis das Gemüse leicht gebräunt ist.
5. Currypulver einrühren und kurz mitrösten, damit sich die Aromen entfalten.
6. Mit der Kokosmilch ablöschen und gut umrühren.
7. Alles bei mittlerer Hitze etwa 10–12 Minuten köcheln lassen, bis das Gemüse weich und die Sauce cremig ist.
8. Mit Salz und Pfeffer abschmecken und nochmals kurz durchziehen lassen.
9. Das Curry direkt servieren, optional mit frischen Kräutern oder Reis als Beilage.

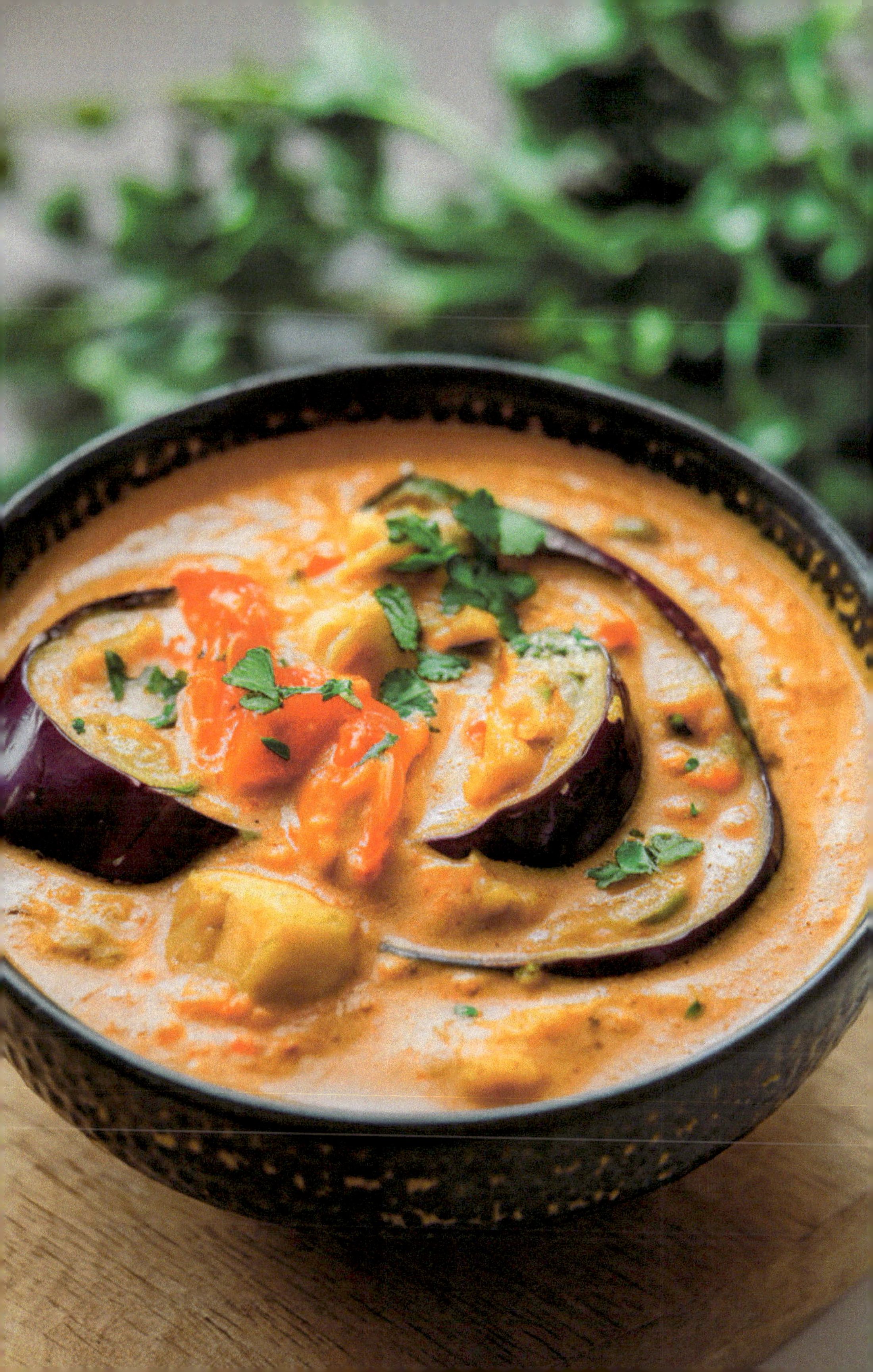

GEFÜLLTE PAPRIKA MIT QUINOA UND FETA

35 Minuten

2 Portionen

Zutaten

- 2 rote Paprika
- 100 g Quinoa
- 50 g Feta
- 1 TL Olivenöl
- Salz & Pfeffer

So geht's

1. Quinoa in einem feinen Sieb abspülen und in einem kleinen Topf mit der doppelten Menge Wasser aufkochen.
2. Bei niedriger Hitze etwa 15 Minuten köcheln lassen, bis das Wasser aufgenommen ist und die Quinoa locker ist.
3. Währenddessen die Paprika waschen, den Deckel abschneiden, Kerne und weiße Häute entfernen.
4. Den Backofen auf 180 °C Umluft vorheizen.
5. Feta in kleine Würfel schneiden und mit der gekochten Quinoa vermischen. Mit Salz und Pfeffer abschmecken.
6. Paprika mit der Quinoa-Feta-Mischung füllen und in eine leicht geölte Auflaufform setzen.
7. Mit etwas Olivenöl beträufeln und 20 Minuten im Ofen backen, bis die Paprika weich ist und der Feta leicht gebräunt ist.
8. Vor dem Servieren kurz ruhen lassen und warm genießen

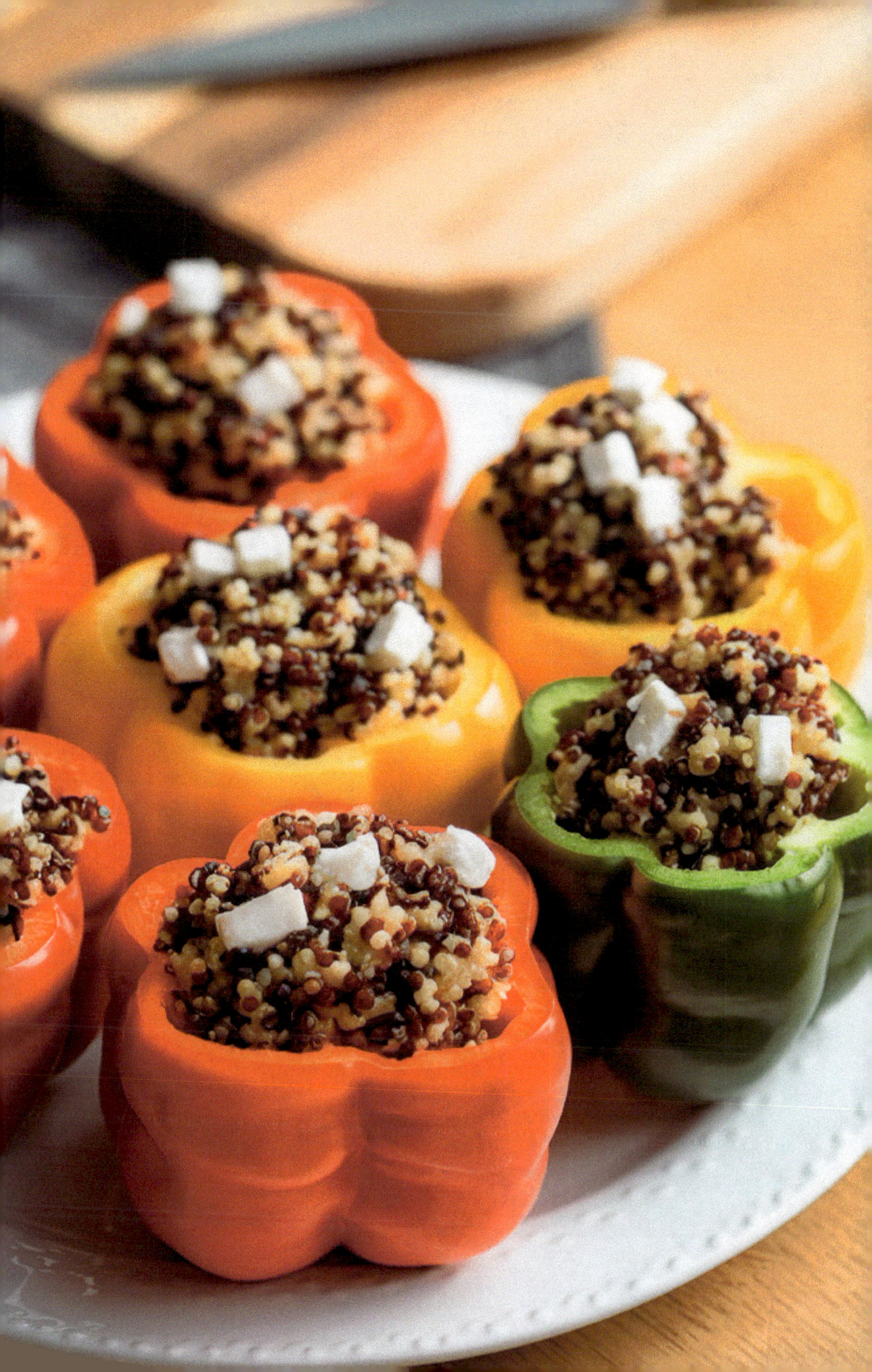

SÜSSKARTOFFEL-KICHERERBSEN-CURRY

30 Minuten

2 Portionen

Zutaten

- 200 g Süßkartoffeln
- 150 g Kichererbsen (gekocht)
- 200 ml Kokosmilch
- 1 TL Currypulver
- 1 TL Ingwer
- Salz & Pfeffer

So geht's

1. Die Süßkartoffeln schälen und in kleine Würfel schneiden.
2. Ingwer schälen und fein hacken.
3. In einem Topf etwas Öl erhitzen und den Ingwer darin kurz anbraten.
4. Die Süßkartoffelwürfel hinzufügen und für 3–4 Minuten unter Rühren anbraten.
5. Kichererbsen abspülen, abtropfen lassen und mit in den Topf geben.
6. Currypulver einstreuen und alles gut vermengen, damit sich die Gewürze entfalten.
7. Mit Kokosmilch ablöschen und bei mittlerer Hitze etwa 15–20 Minuten köcheln lassen, bis die Süßkartoffeln weich sind.
8. Mit Salz und Pfeffer abschmecken und gegebenenfalls noch etwas Wasser hinzufügen, falls die Sauce zu dick ist.
9. Das Curry auf zwei Schalen verteilen und sofort servieren.

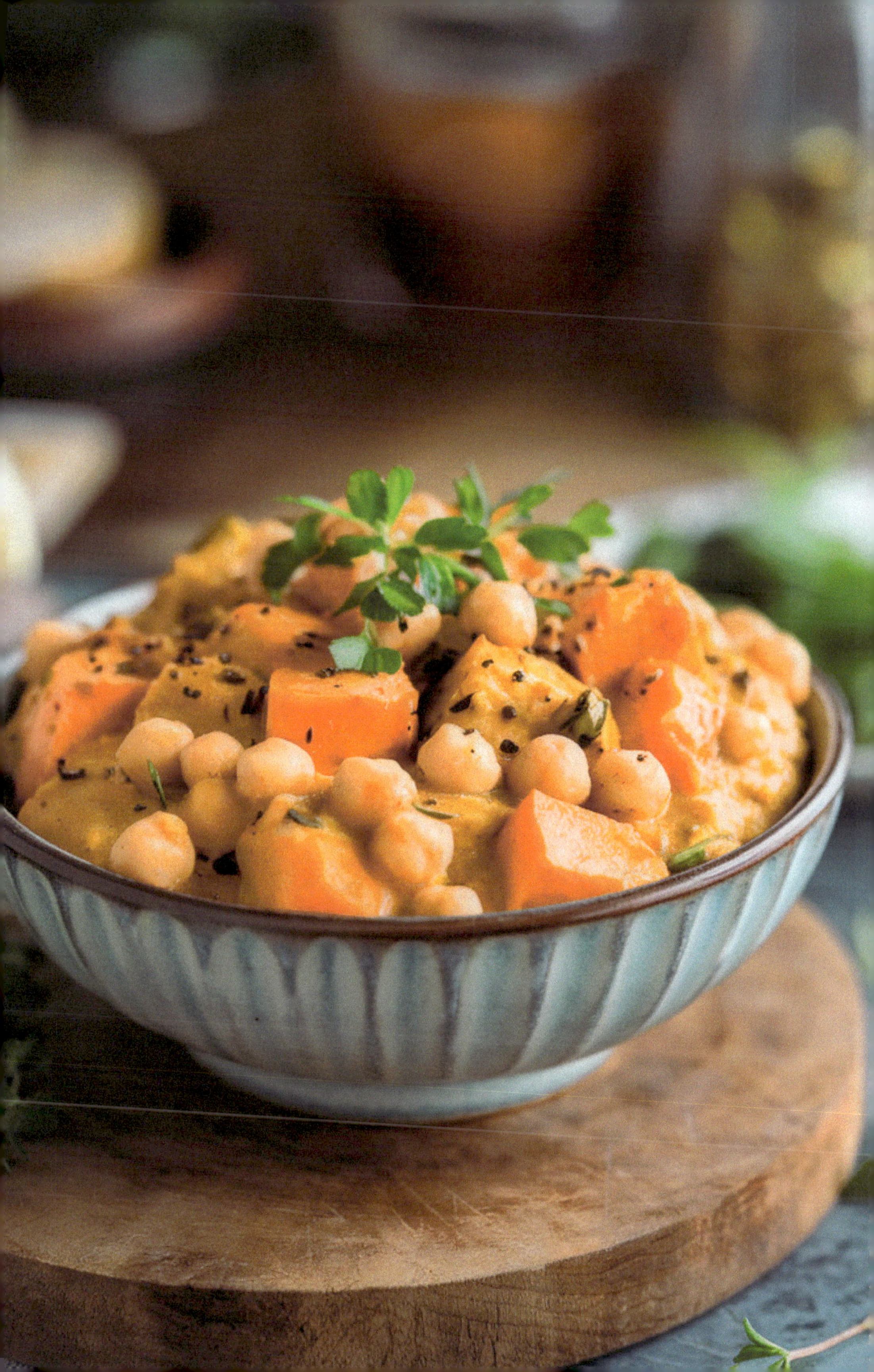

VEGETARISCHE ZUCCHINI-PUFFER

20 Minuten

2 Portionen

Zutaten

- 2 Zucchini
- 1 Ei
- 40 g Haferflocken
- 1 TL Olivenöl
- Salz & Pfeffer

So geht's

1. Zucchini waschen und grob raspeln. In ein Sieb geben, leicht salzen und 10 Minuten ziehen lassen, damit überschüssige Flüssigkeit abtropfen kann.
2. Die Zucchiniraspel gut ausdrücken, damit die Masse nicht zu wässrig wird.
3. In einer Schüssel die Zucchiniraspel mit Ei, Haferflocken, Salz und Pfeffer vermengen, bis eine gleichmäßige Masse entsteht.
4. Eine Pfanne mit Olivenöl erhitzen.
5. Aus der Masse kleine Puffer formen und in die heiße Pfanne geben.
6. Die Puffer bei mittlerer Hitze von jeder Seite etwa 4–5 Minuten goldbraun ausbacken.
7. Auf Küchenpapier abtropfen lassen und sofort servieren.

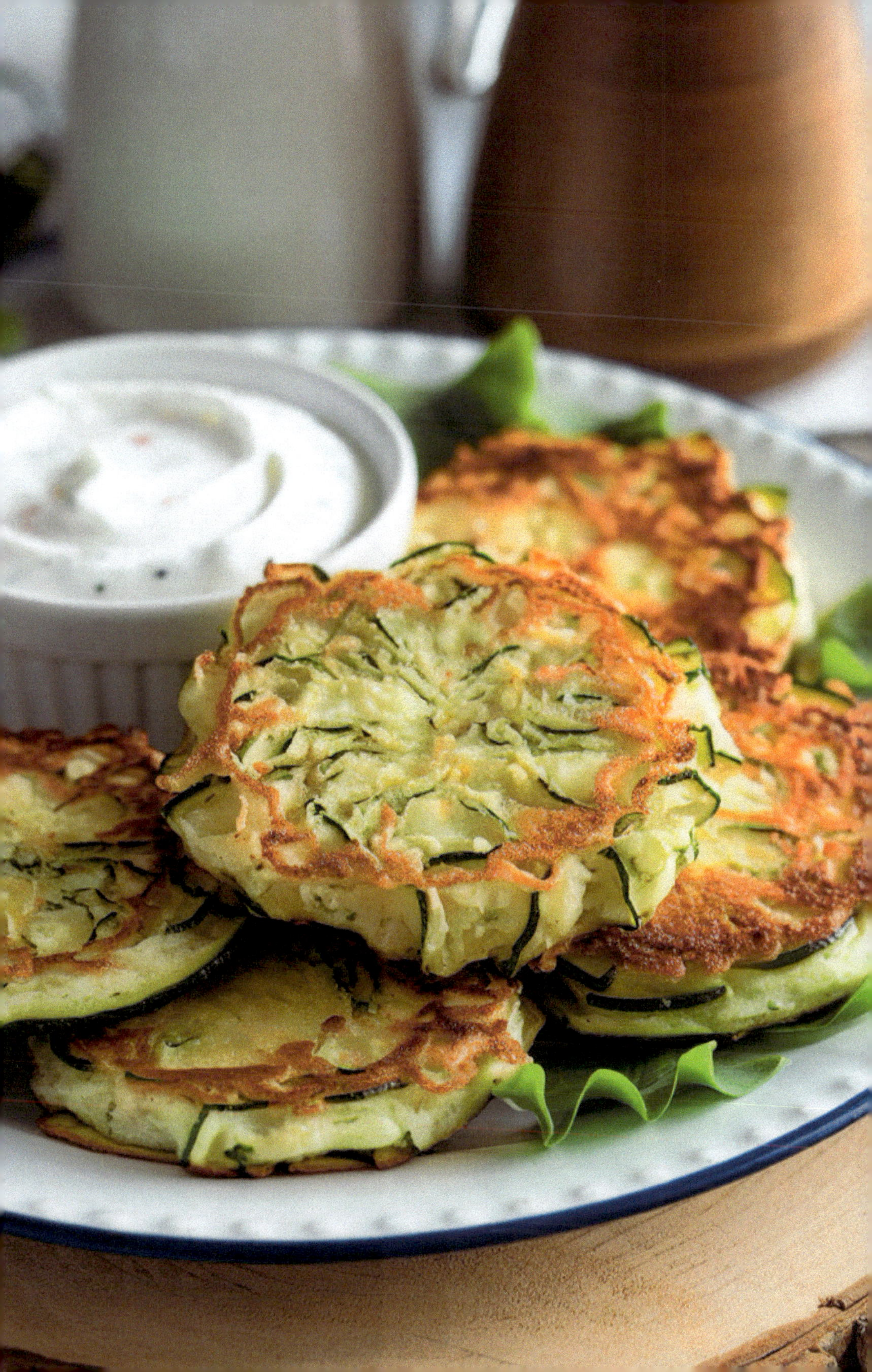

GEMÜSE-WOK MIT TOFU UND SESAM

15 Minuten

2 Portionen

Zutaten

- 200 g Tofu
- 100 g Brokkoli
- 100 g Paprika
- 1 Karotte
- 1 EL Sesamöl
- 1 EL Sojasauce

So geht's

1. Den Tofu in mundgerechte Würfel schneiden und in einer Schüssel mit Sojasauce marinieren.
2. Brokkoli in kleine Röschen teilen, Paprika entkernen und in Streifen schneiden, Karotte schälen und in feine Stifte schneiden.
3. Eine große Pfanne oder einen Wok erhitzen und das Sesamöl hineingeben.
4. Den marinierten Tofu bei mittlerer Hitze von allen Seiten leicht anbraten, bis er goldbraun ist.
5. Brokkoli, Paprika und Karotte hinzufügen und unter Rühren bei mittlerer Hitze 5–7 Minuten garen, sodass das Gemüse noch leicht bissfest bleibt.
6. Nach Bedarf etwas Wasser hinzufügen, damit nichts anbrennt, und den Wok ab und zu schwenken.
7. Mit Salz und Pfeffer abschmecken, auf zwei Teller verteilen und sofort servieren.

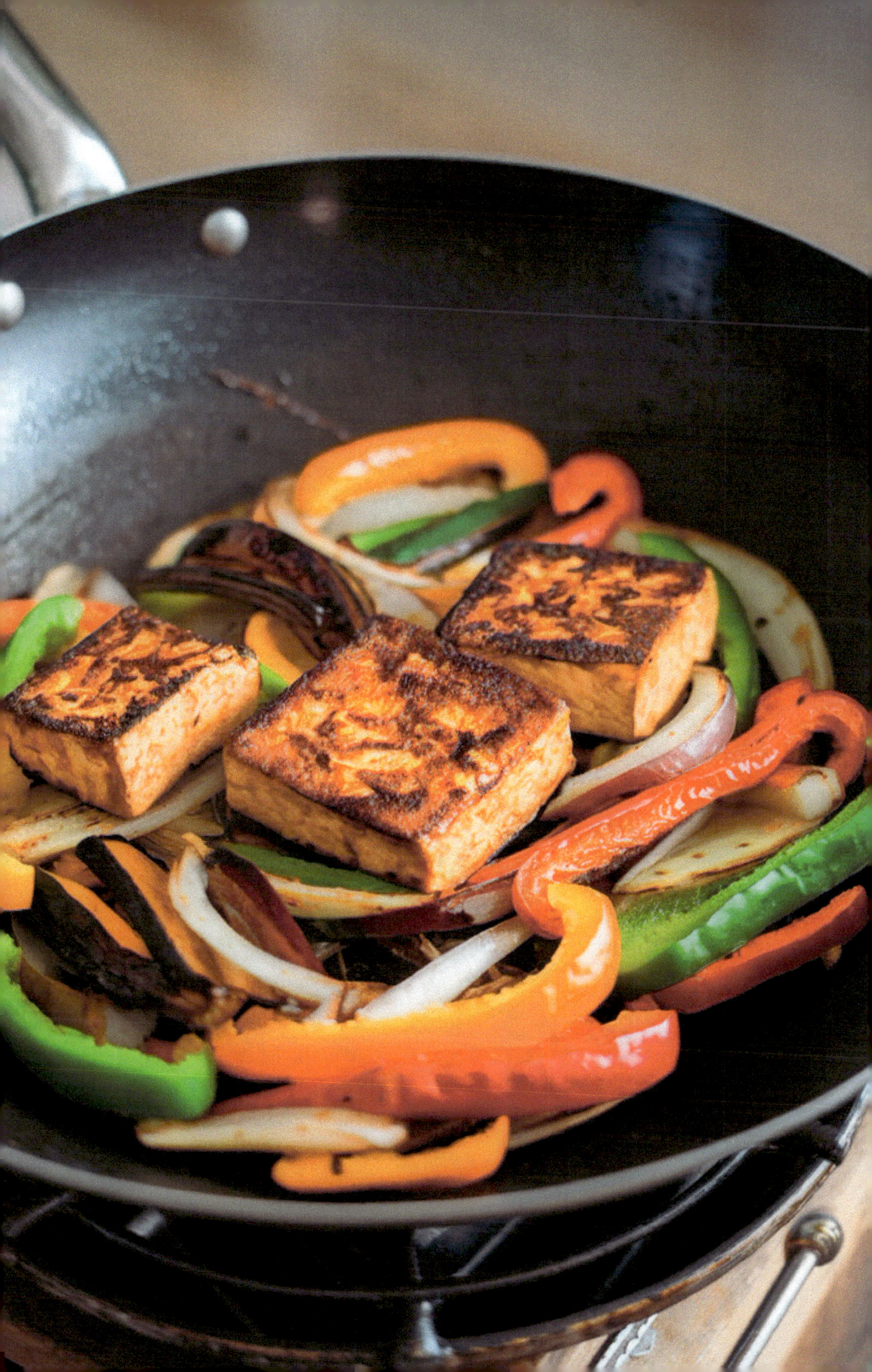

SPAGHETTI MIT TOMATEN-ZUCCHINI-SAUCE

20 Minuten

2 Portionen

Zutaten

- 200 g Vollkornspaghetti
- 1 Zucchini
- 200 g passierte Tomaten
- 1 TL Olivenöl
- Salz & Pfeffer

So geht's

1. Die Zucchini waschen, in kleine Würfel schneiden und beiseitestellen.
2. Einen großen Topf mit Wasser füllen, zum Kochen bringen, salzen und die Vollkornspaghetti darin nach Packungsanweisung bissfest kochen.
3. Während die Nudeln kochen, in einer Pfanne das Olivenöl erhitzen und die Zucchiniwürfel darin bei mittlerer Hitze 5 Minuten anbraten, bis sie leicht gebräunt sind.
4. Die passierten Tomaten in die Pfanne geben, gut umrühren und mit Salz und Pfeffer abschmecken. Die Sauce bei niedriger Hitze weitere 5 Minuten köcheln lassen, damit sich die Aromen verbinden.
5. Die gekochten Spaghetti abgießen, kurz abtropfen lassen und direkt zur Sauce in die Pfanne geben.
6. Alles gut vermengen, damit die Nudeln vollständig mit der Sauce überzogen sind.
7. Auf Tellern anrichten und sofort servieren.

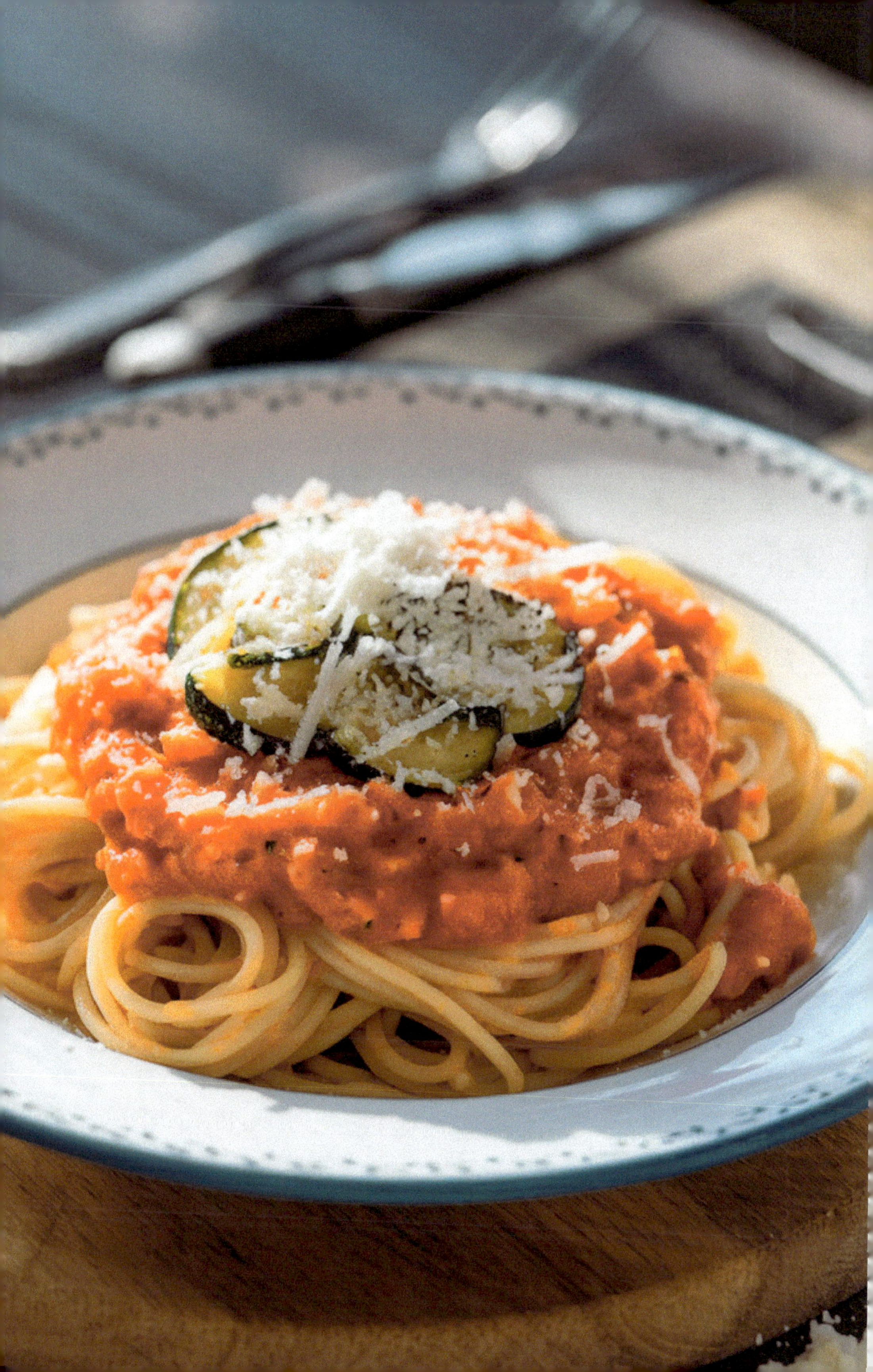

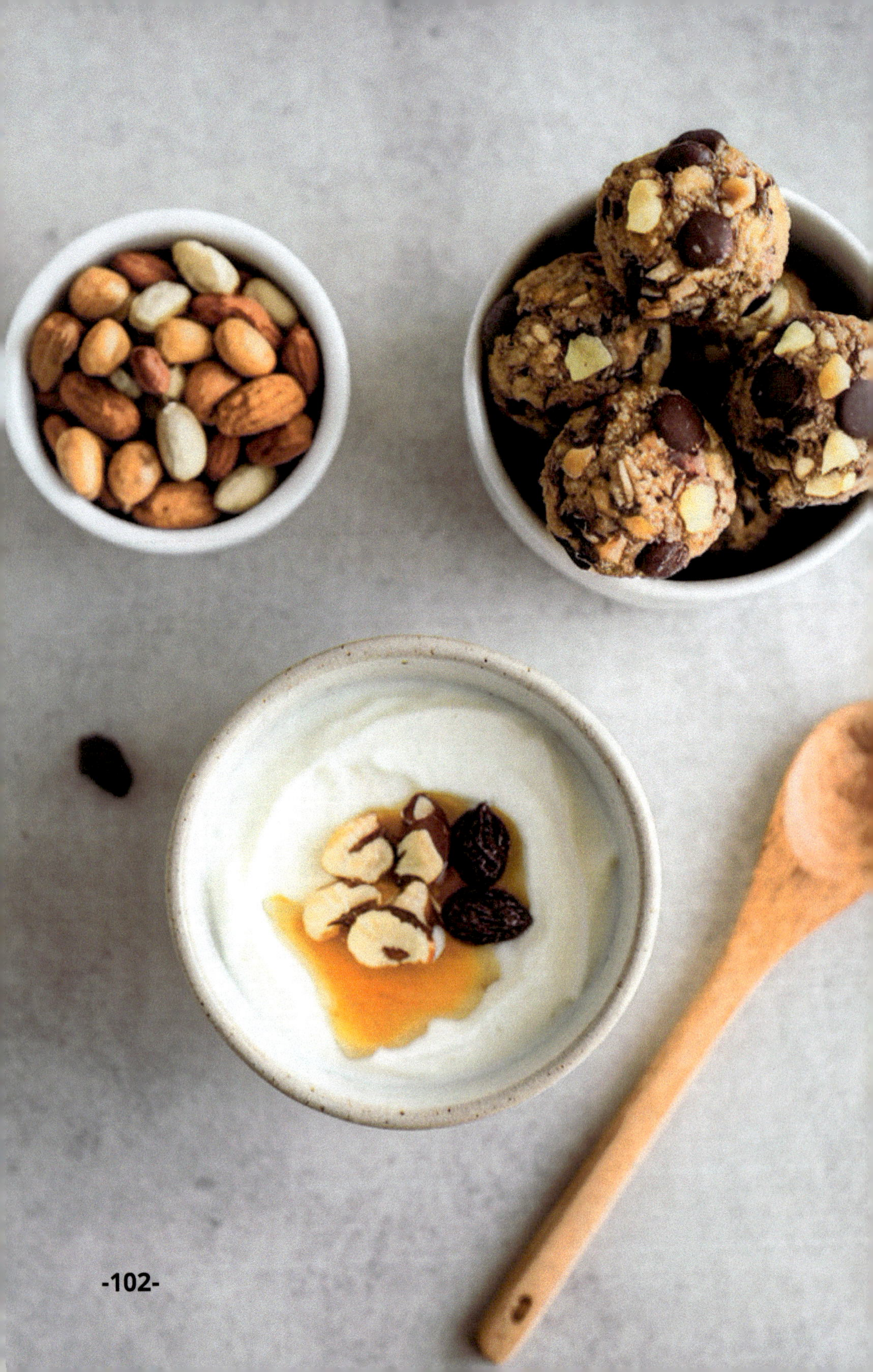

Snacks

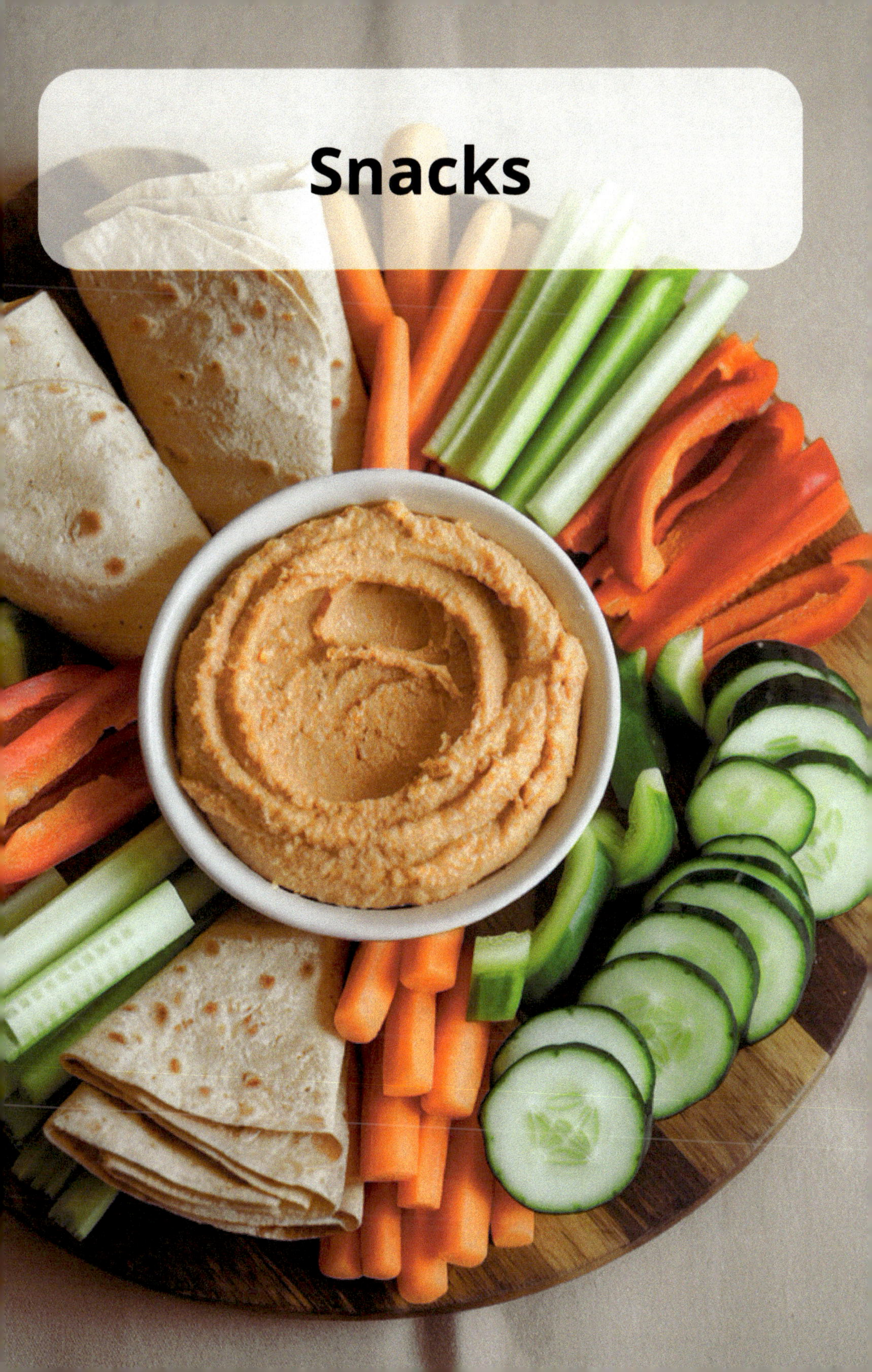

HUMMUS MIT GEMÜSESTICKS

10 Minuten

2 Portionen

Zutaten

- 150 g Kichererbsen (gekocht)
- 1 TL Tahini
- 1 TL Zitronensaft
- 1 Knoblauchzehe
- Salz & Pfeffer
- Gemüsesticks (Karotte, Gurke, Paprika)

So geht's

1. Die Kichererbsen abspülen und gut abtropfen lassen.
2. Kichererbsen, Tahini, Zitronensaft und Knoblauch in einen Mixer oder eine Küchenmaschine geben.
3. Alles zu einer glatten Masse pürieren, dabei bei Bedarf etwas Wasser hinzufügen, bis die gewünschte Konsistenz erreicht ist.
4. Mit Salz und Pfeffer abschmecken und erneut kurz mixen.
5. Den Hummus in eine kleine Schale füllen.
6. Karotten, Gurke und Paprika waschen, schälen oder entkernen und in Sticks schneiden.
7. Die Gemüsesticks auf einem Teller anrichten und zusammen mit dem Hummus servieren.

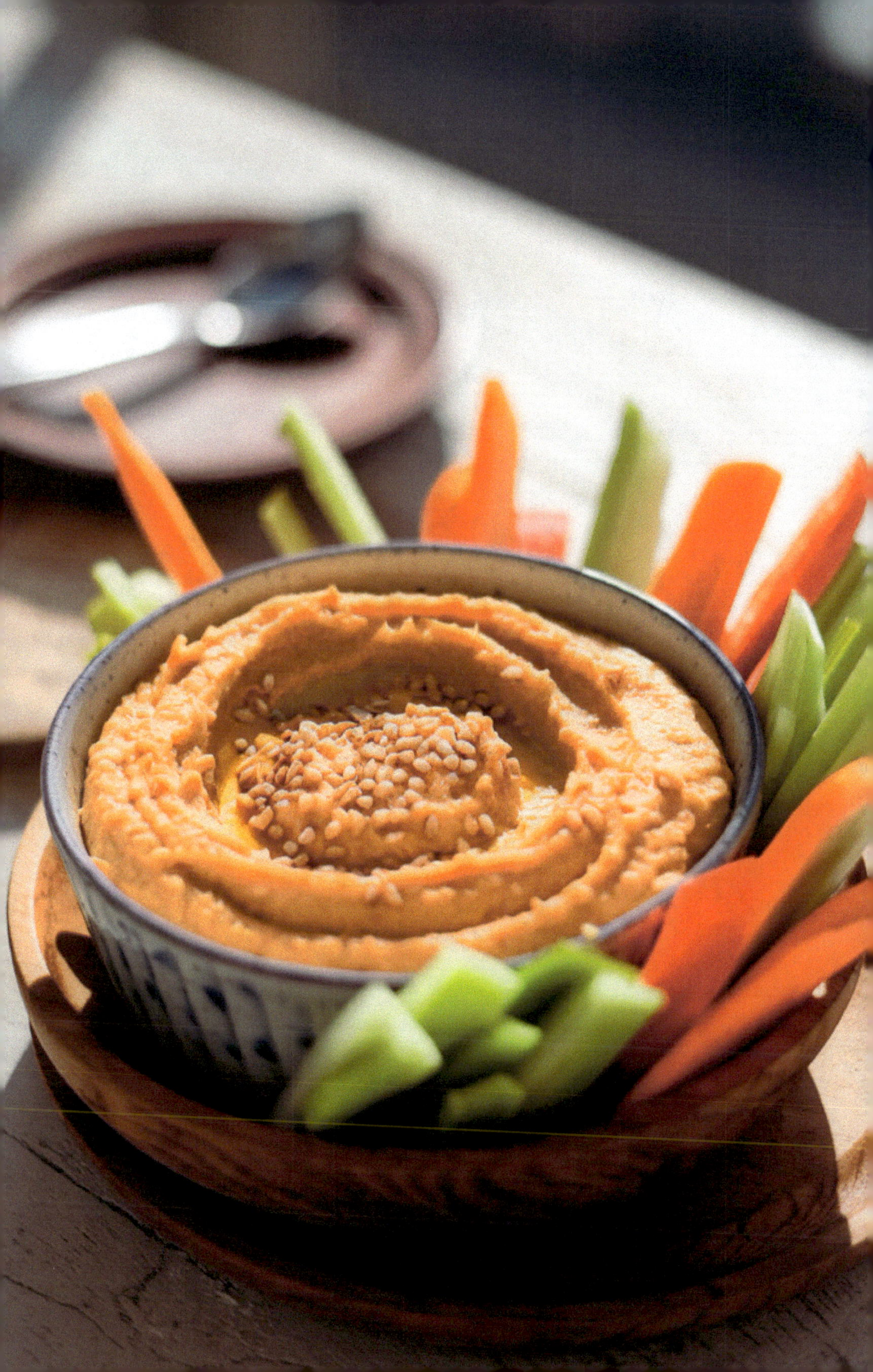

GRIECHISCHER JOGHURT MIT HONIG & WALNÜSSEN

5 Minuten

2 Portionen

Zutaten

- 200 g griechischer Joghurt
- 1 TL Honig
- 30 g Walnüsse

So geht's

1. Den griechischen Joghurt gleichmäßig auf zwei Schalen verteilen.
2. Den Honig gleichmäßig über beide Portionen Joghurt träufeln.
3. Die Walnüsse grob hacken und gleichmäßig über den Joghurt streuen.
4. Die Portionen sofort servieren oder bis zum Verzehr kaltstellen.

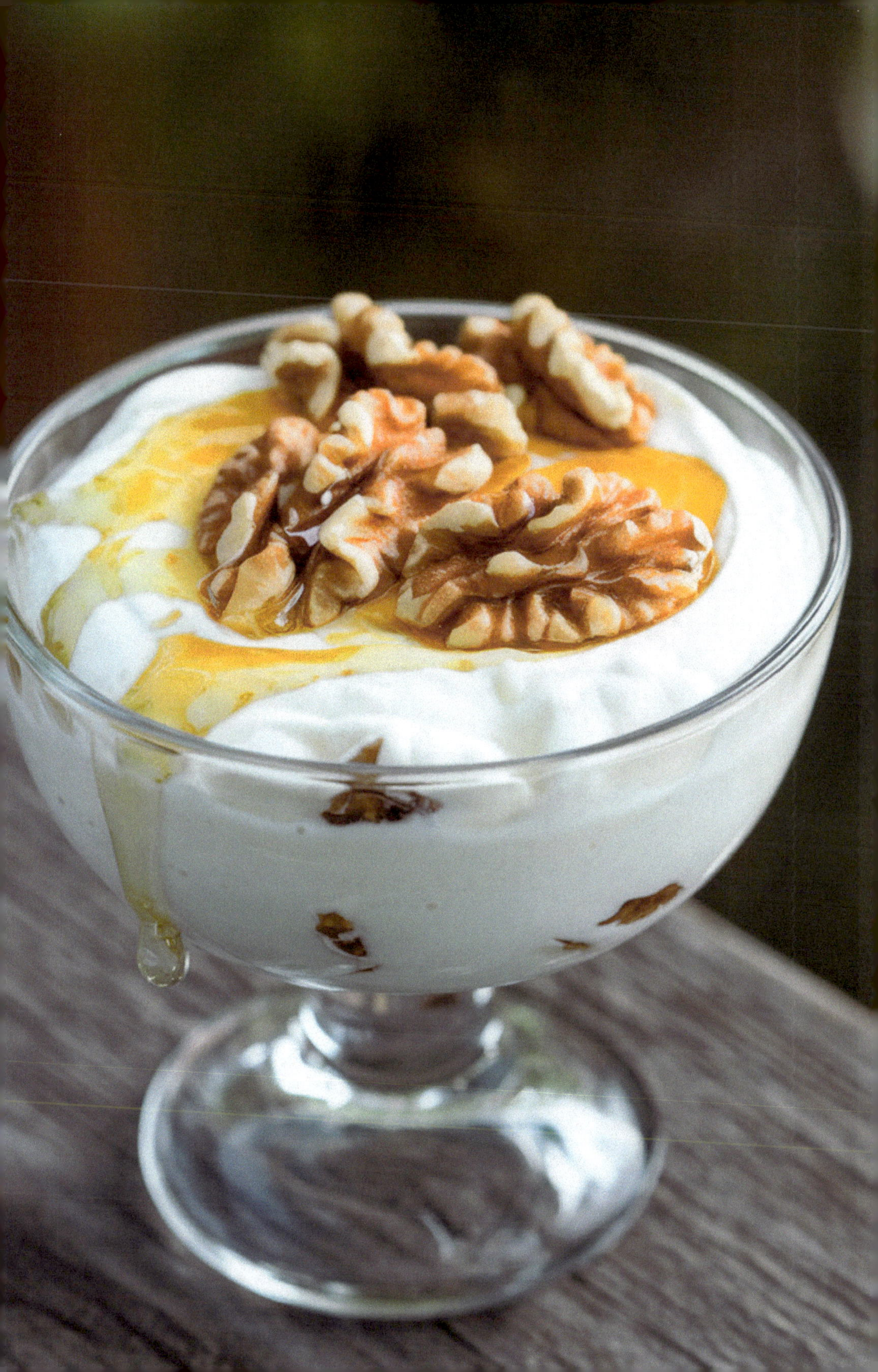

AVOCADO-VOLLKORNCRACKER

5 Minuten

2 Portionen

Zutaten

- 4 Vollkorncracker
- 1 Avocado
- Salz & Pfeffer
- 1 TL Zitronensaft

So geht's

1. Die Avocado halbieren, den Kern entfernen und das Fruchtfleisch mit einem Löffel herauslösen.
2. Die Avocado in eine Schüssel geben und mit einer Gabel fein zerdrücken.
3. Den Zitronensaft hinzufügen und gründlich unterrühren, damit die Masse cremig wird und nicht verfärbt.
4. Mit Salz und Pfeffer nach Geschmack würzen und erneut verrühren, bis eine glatte Creme entsteht.
5. Die Vollkorncracker gleichmäßig auf zwei Teller verteilen.
6. Die Avocadocreme mit einem Löffel auf die Cracker geben und glattstreichen.
7. Sofort servieren, damit die Cracker knusprig bleiben und die Avocado frisch schmeckt.

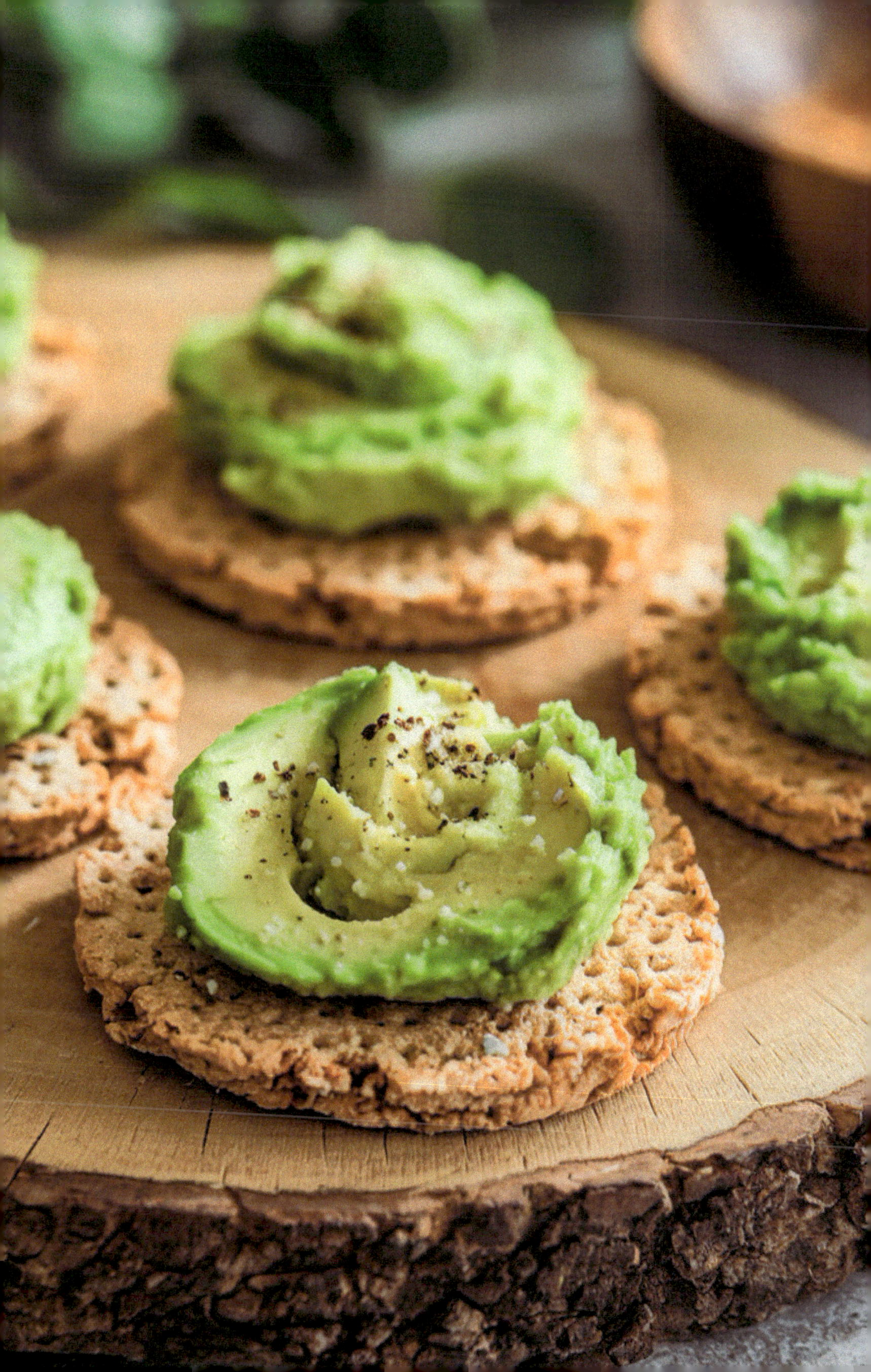

MANDELN & TROCKENFRÜCHTE-MIX

2 Minuten

2 Portionen

Zutaten

- 30 g Mandeln
- 20 g getrocknete Aprikosen
- 20 g Rosinen

So geht's

1. Die Mandeln grob hacken, um sie leichter zu kauen und die Aromen besser zu entfalten.
2. Die getrockneten Aprikosen in kleine Stücke schneiden, damit sie sich gut mit den Rosinen und Mandeln vermischen lassen.
3. Alle Zutaten – Mandeln, Aprikosen und Rosinen – in eine kleine Schüssel oder einen luftdichten Behälter geben.
4. Alles gut durchmischen, damit sich die süßen und nussigen Aromen gleichmäßig verteilen.
5. Die Mischung in zwei gleich große Portionen aufteilen, um sie sofort zu genießen oder für unterwegs mitzunehmen.

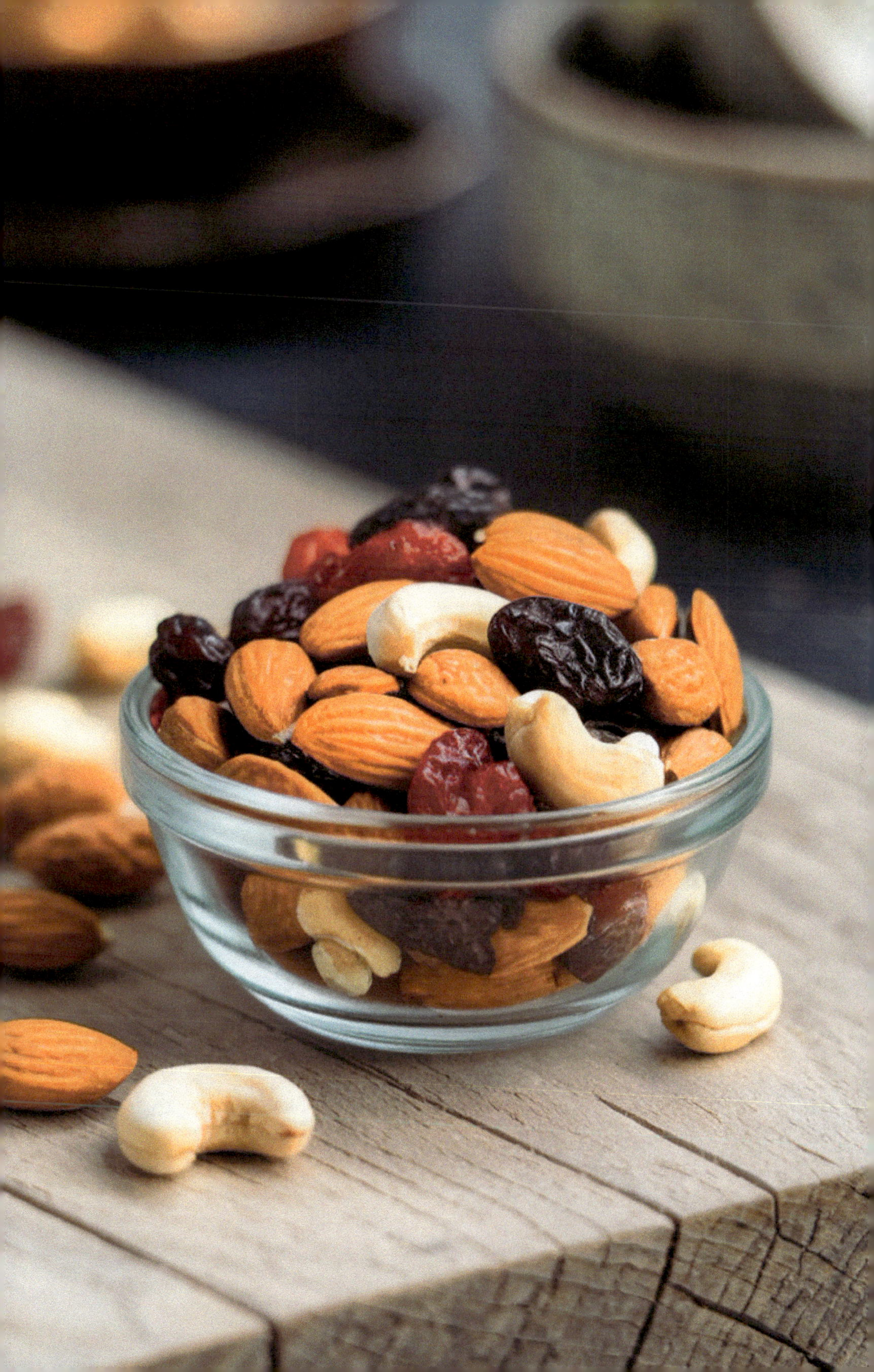

MINI-VOLLKORNWRAPS MIT GEMÜSE & HUMMUS

10 Minuten

2 Portionen

Zutaten

- 2 kleine Vollkornwraps
- 50 g Hummus
- 50 g Paprika
- 30 g Babyspinat

So geht's

1. Die Vollkornwraps auf der Arbeitsfläche ausbreiten und gleichmäßig mit Hummus bestreichen.
2. Die Paprika waschen, entkernen und in feine Streifen schneiden.
3. Den Babyspinat gründlich waschen und trocken tupfen.
4. Paprikastreifen und Babyspinat gleichmäßig auf den Wraps verteilen.
5. Die Wraps von einer Seite her eng aufrollen, sodass die Füllung gut umschlossen wird.
6. Die aufgerollten Wraps in der Mitte schräg durchschneiden und auf zwei Teller verteilen.
7. Direkt servieren oder in Frischhaltefolie einwickeln und bis zum Verzehr kühl lagern.

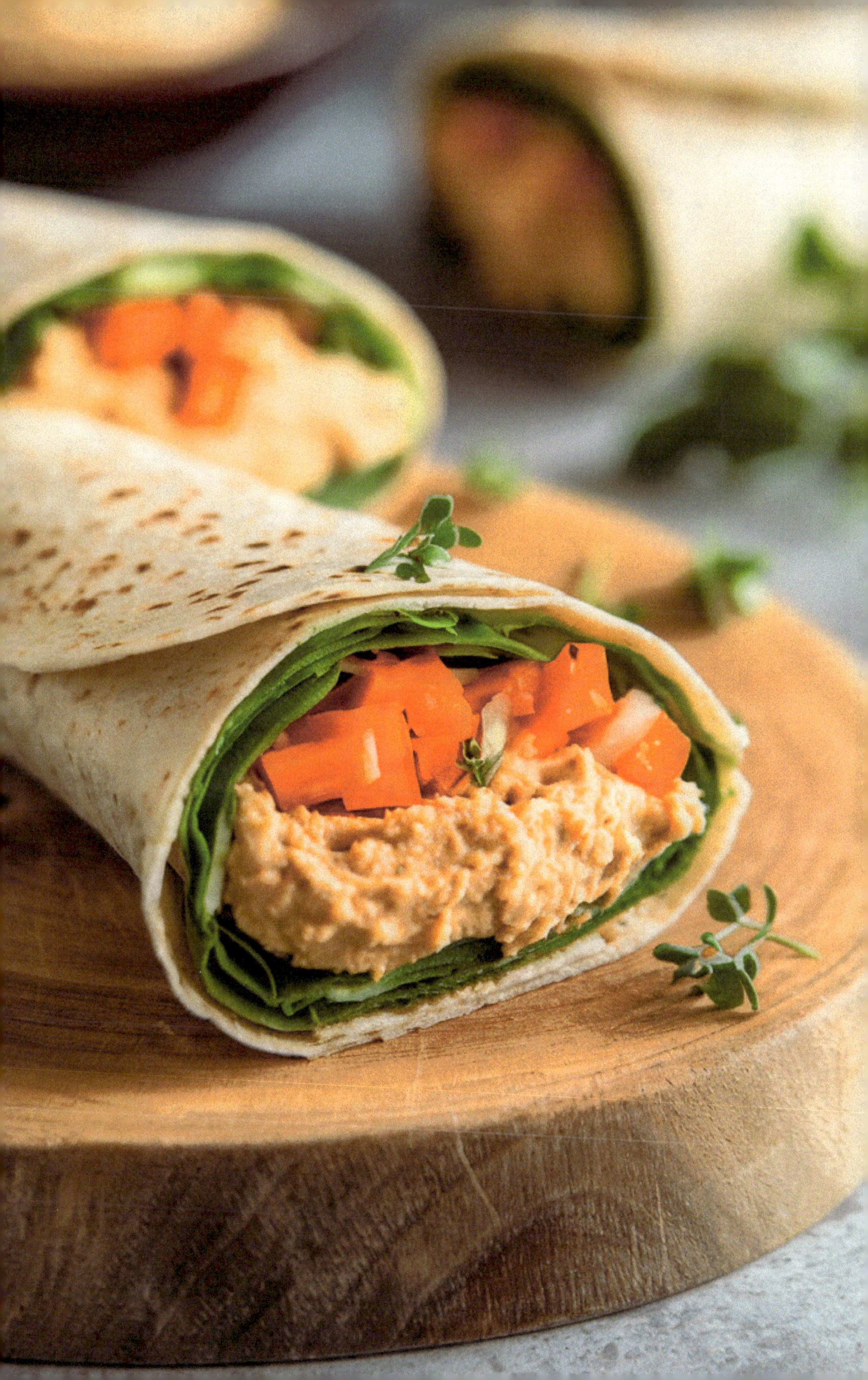

ENERGIE-BÄLLCHEN MIT DATTELN & KAKAO

15 Minuten
~~(inkl. Kühlzeit)~~

2 Portionen

Zutaten

- 100 g Datteln
- 50 g Haferflocken
- 20 g Kakaopulver
- 20 g Mandeln

So geht's

1. Die Datteln grob hacken und zusammen mit den Haferflocken, dem Kakaopulver und den Mandeln in einen Mixer geben.
2. Alles so lange mixen, bis eine klebrige Masse entsteht, die sich gut formen lässt. Sollte die Masse zu trocken sein, einen Esslöffel Wasser hinzufügen und nochmals mixen.
3. Mit den Händen kleine Kugeln aus der Masse formen, etwa walnussgroß.
4. Die Kugeln auf einen Teller legen und mindestens 30 Minuten im Kühlschrank fest werden lassen.
5. Nach dem Kühlen die Energie-Bällchen servieren oder in einem luftdichten Behälter im Kühlschrank aufbewahren.

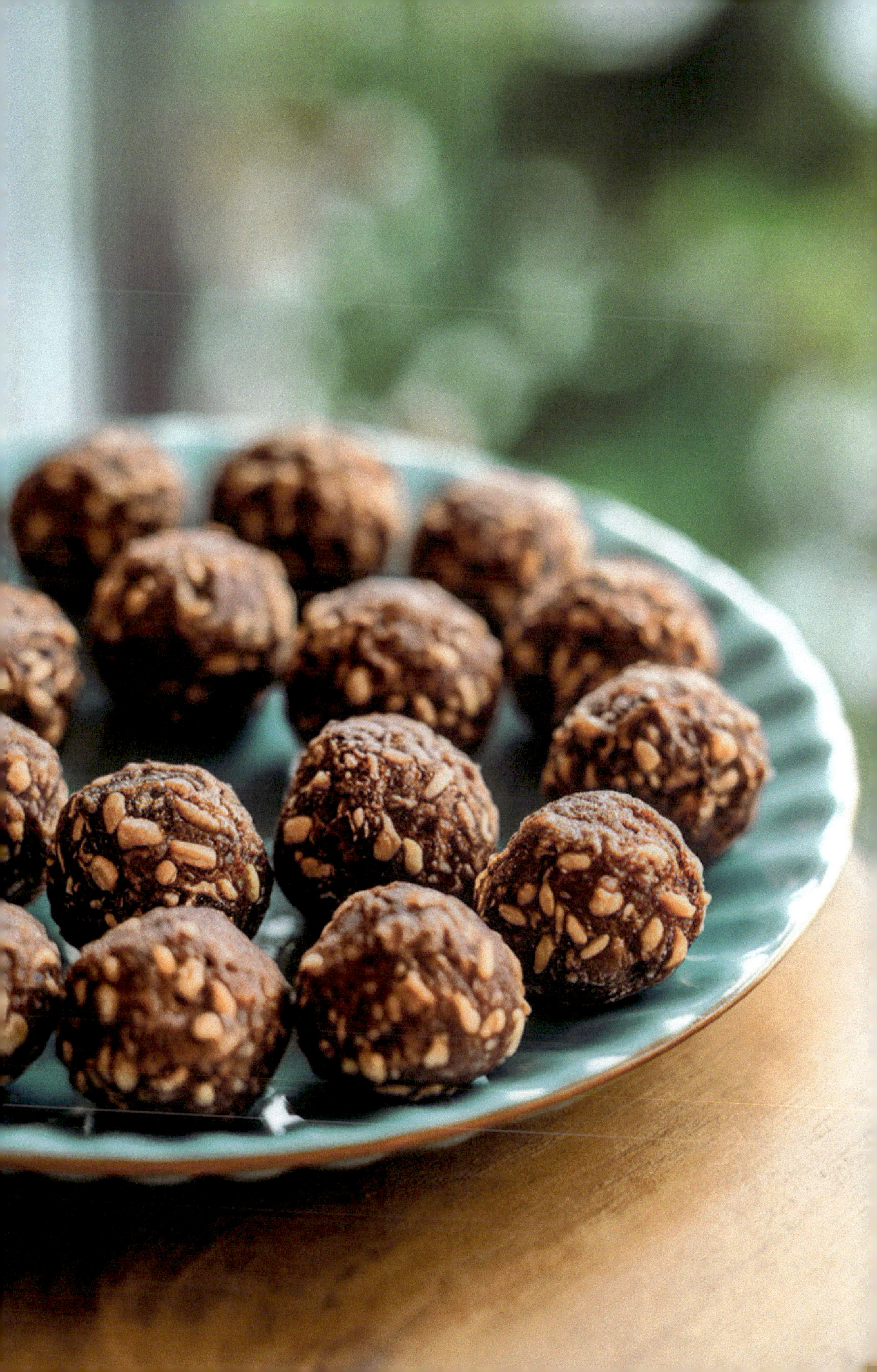

GEMÜSE-OMELETTE-MUFFINS

20 Minuten

2 Portionen

Zutaten

- 3 Eier
- 50 g Paprika
- 50 g Zucchini
- 1 TL Olivenöl
- Salz & Pfeffer

So geht's

1. Die Eier in einer Schüssel aufschlagen und mit Salz und Pfeffer würzen.
2. Paprika und Zucchini waschen und in kleine Würfel schneiden.
3. Das Olivenöl in einer Pfanne erhitzen und das Gemüse kurz anbraten, bis es leicht weich ist.
4. Das angebratene Gemüse unter die verquirlten Eier mischen.
5. Eine Muffinform leicht einfetten und die Eimasse gleichmäßig in die Förmchen füllen.
6. Den Ofen auf 180 Grad Ober- und Unterhitze vorheizen.
7. Die Muffins 15 Minuten im Ofen backen, bis sie fest und leicht goldbraun sind.
8. Aus dem Ofen nehmen, kurz abkühlen lassen und servieren.

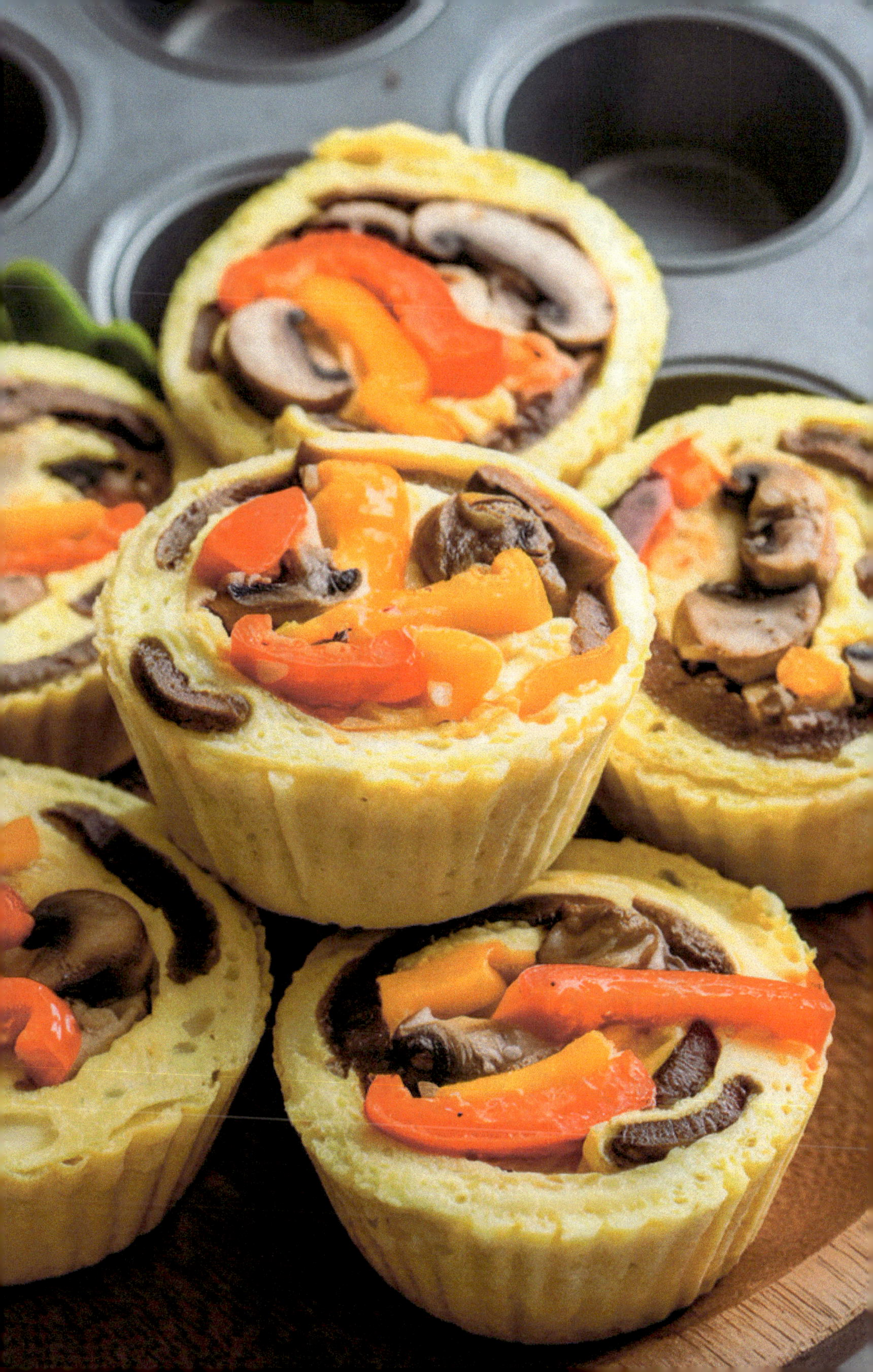

UM DIE ARBEIT DIESES BUCHES ZU UNTERSTÜTZEN, FREUEN WIR UNS RIESIG ÜBER EINE EHRLICHE REZENSION BEI AMAZON!

Impressum

Hannah Möller
in Vertretung

Nico Winter
Gerstenkamp 8
45701 Herten

Printed in Poland
by Amazon Fulfillment
Poland Sp. z o.o., Wrocław

54764667R00066